本書の構成と利用法

【本書全体の構成】

本書は，第一学習社版「高等学校　保健体育 Textbook」(保体703) に準拠した確認用ノートで，Textbook 本文の各テーマに沿い，保健編を見開き２ページ，体育編を１ページにまとめました(計55テーマ)。保健編の章末と体育編の編末には，Textbook 掲載の「学習のまとめ」の解答書きこみ用ページを入れ，「キャリア Interview」で取り上げた職業も解説しています。

【各テーマの構成】

①**学習のまとめ**…………各テーマの小見出しごとに，本文内容を整理・箇条書きしたものや図表を用いて，空欄補充して学習内容を確認する。

②**キーワードチェック**…教科書の各テーマ初めの「キーワード」にある用語について示した，各文の意味が正しいかどうかを○×で答え，誤っている場合，その語句に下線を引いて，用語の確認をおこなう。

③**よみとき**………………各テーマに関連した図表を取り上げ，そこから読み取れること，考えられることについてまとめた各文章の空欄に，語群から語句を選び，補充することで，各テーマについての思考や判断などができるようにした。なお，体育編は2～3テーマに１つの割合で設置。

④**クイズ**…………………各テーマのページ下に関連した内容の3択クイズを設定。解答は次の見開きページ下に設置。

⑤ **Note** …………………各テーマの「よみとき」の下と，保健編・体育編の各章の最後にまとめて，書きこみ用の Note 欄を設置。

1 長寿国日本に生きる ～国民の健康水準の向上と変化する健康課題～

【教科書 p.6～7】

学習のまとめ

1 健康水準の向上

▶健康水準・健康指標とは

・[①]＝国民の健康状態の程度
[②]＝平均寿命や死亡率，乳児死亡率など健康状態を数値化したもの
・[③]は戦後急速にのびた ⇨ 世界有数の[④]となった

▶平均寿命が急速にのびた要因は

・医療の進歩や，[⑤]制度が充実したこと
・生活環境や[⑥]状態が改善されたこと
・[⑦]による死亡の減少で若年層の死亡率が低下したこと
・1976年以降，[⑧]が１けた台に低下したこと
・[⑨]の死亡率が顕著に低下したこと など

2 病気の傾向と新たな健康課題

▶主な死亡原因は

・増加傾向にあるのは，[⑩]（がん）と心臓病，[⑪]
・1970年以降，虚血性心疾患をはじめとする心臓病が増えている原因
⇨肥満，高血圧，糖尿病，脂質異常症など，[⑫]や運動不足などの生活習慣が原因となって起こる[⑬]が誘因
・がんの発生臓器別の死亡の割合：低下傾向は[⑭]
：増加傾向は[⑮]，[⑯]，乳がん，すい臓がん

▶生活環境の変化によって増加している疾患は

・気管支ぜんそく，花粉症，湿疹などの[⑰]が増加
・高齢化にともなって，筋・骨格系の疾患，骨粗しょう症，[⑱]が増加
⇨[⑲]が社会問題

▶健康水準や[⑳]の変化 ⇨ 健康な生活を送るために対策が必要

キーワードチェック Keyword Check

次のキーワードの意味が正しければ○を，正しくなければ×をつけ，誤っているところに下線を入れよ。

⑴健康水準――国民の健康状態の程度 [ ]
⑵健康指標――平均寿命・乳児死亡率など，ある集団の健康水準を数値化したもの [ ]
⑶平均寿命――０歳児の平均寿命。０歳のときに今後何年生きられるかという指標 [ ]
⑷乳児死亡率――乳児（生後１年未満）の死亡数を出生数で割ったもの。出生千人に対する年間の死亡数の割合で示す [ ]
⑸健康課題――生活環境の変化などによってもたらされる疾病や健康上の問題 [ ]

クイズ 1947（昭和22）年の日本の平均寿命は男女各何歳か？ ①50歳・54歳 ②55歳・59歳 ③60歳・64歳

よみとき

図 日本の乳児死亡数と乳児死亡率の推移
（厚生労働省「人口動態統計」2019年）

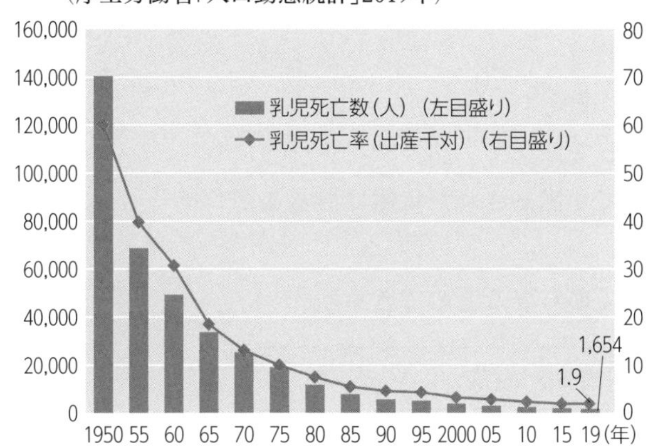

左のグラフは乳児死亡数と死亡率の推移を示している。1950(昭和25)年には乳児14万人(出産1000人に対しては60人)が死亡する状況であったが，2019年には乳児死亡数1,654人(出産1000人に対して1.9人)までに大幅に減少している。その主な要因として考えられることを，下の文章の空欄に，語群から２つ適切な語句を入れて完成させよう。

語群　医療　経済　栄養　科学

日本で乳児死亡率が１けた台までに低下した主な要因として，([1]　　　　)技術が進歩したことや，国民の生活・衛生環境，母子の([2]　　　　)状態が改善したことがあげられる。

Note

2 健康寿命を伸ばすために 〜健康の保持増進とヘルスプロモーション〜

【教科書 p.8〜9】

学習のまとめ

1 健康の考え方

▶健康とは　世界保健機関([①])の定義では,

・「病気でないとか，弱っていないということではなく，[②]的にも，[③]的にも，そして[④]的にも，すべてが満たされた状態にあること」

▶健康寿命とは

・高齢まで，[⑤]で[⑥]して暮らすことのできる期間

日本の健康寿命（男女計）

[⑦]寿命84.2歳
[⑧]寿命74.8歳 ←→ 10.2歳

・この差10.2歳が医療や[⑨]の必要な期間

▶今日の高齢社会で大切なこと

・心身の健康を保ち，[⑩]をもって，[⑪](ＱＯＬ)を重視した社会を送ることが大切。その基礎となるのが[⑫]

・積極的に健康を保持増進するプロセス＝[⑬]が大切

2 ヘルスプロモーションの進め方

▶ヘルスプロモーションを積極的に進めていくのに必要なこと

・健康を保持増進しようとする[⑭]

・[⑮]を変えていこうとする[⑯]

▶「体重が増えすぎた」と自覚したとき，どのようにヘルスプロモーションを進めていくか

・ライフスタイルを変えていこうとする[⑰]を自分自身で確認

・食事や運動など具体的で適切な[⑱]を選んで実行

⇨ヘルスプロモーション：[⑲]環境と[⑳]環境のなかで，健康を保持増進していくプロセス

キーワードチェック Keyword Check　次のキーワードの意味が正しければ○を，正しくなければ×をつけ，誤っているところに下線を入れよ。

(1)健康寿命――高齢まで，健康で自立して暮らすことのできる期間 [ ]

(2)生活の質――ライフスタイルとも呼ばれ，生きがいや満足感，幸福感などを規定している生活の中身やレベルのこと [ ]

(3)ヘルスプロモーション――生活・社会環境のなかで健康を保持増進するプロセス [ ]

(4)意思決定――ヘルスプロモーションを進めるうえで病気を保持増進する考え方 [ ]

(5)行動選択――ヘルスプロモーションを進めるうえで生活様式を変えようとする行動 [ ]

\\クイズ// WHOの“H”は何という単語の頭文字か？　① health　② hospital　③ human

よみとき

図 日本の健康寿命と平均寿命の推移
（厚生労働省資料，2019年）

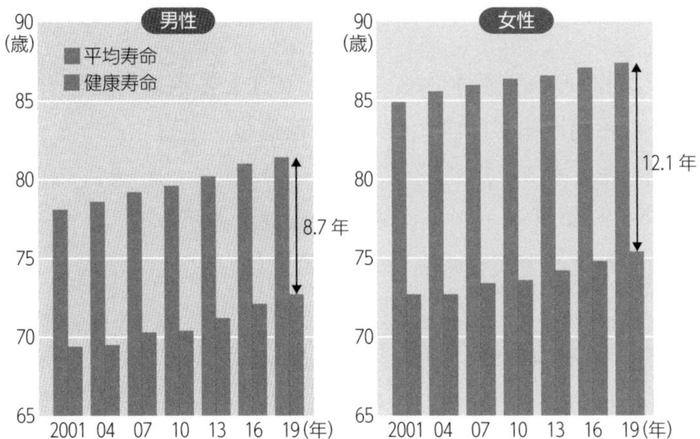

左のグラフによると，男女とも近年，平均寿命・健康寿命とも伸びているが，その差はあまり変わっていないことがわかる。医療や介護の必要な期間を短くするにはどんな推移になればよいだろうか。下の文章の空欄に，語群から2つ適当な語句を入れて完成させよう。

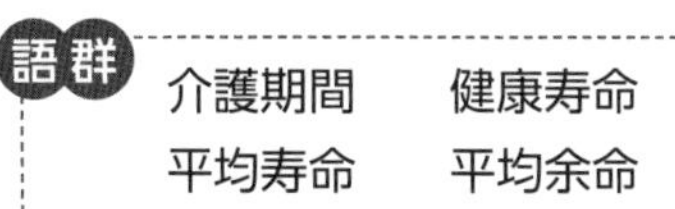

高齢社会としてより望ましいのは，(1　　　　　　)が伸び，さらにそれ以上に(2　　　　　　)が伸びてその差が小さくなり，健康な老後の生活を送ることである。

Note

1 感染症との終わりなきたたかい ～感染症の予防～

【教科書 p.10～11】

学習のまとめ

1 感染症の発症と流行

▶感染症とは　細菌や[① 　　　　]などの病原体の感染によって生じる疾患の総称

・[② 　　　　]＝原因となる病原体が体内に侵入して増殖し，定着すること

└→何らかの症状が現れたとき＝[③ 　　　　]

⇨病原体が定着しても発症しない ➡ 体に[④ 　　]や十分な抵抗力がある

⇨感染症が発症しやすい ➡ 不適切な生活習慣やストレスで[⑤ 　　　]が低下

▶主な感染経路

・[⑥ 　　]感染＝ウイルスや細菌に汚染された食べ物などから感染

・[⑦ 　　]感染＝病原体に汚染された物品や汚物などから手などを介して感染

・[⑧ 　　]感染＝咳やくしゃみなどによって感染

▶感染症の流行

・[⑨ 　　　　]＝結核やはしかなど，流行した感染症が再び増えているもの

・[⑩ 　　　　]＝新しく認知され，局地的・国際的に発症している感染症

└→エイズやSARS，鳥インフルエンザ，新型コロナウイルス感染症など

⇨世界的大流行([⑪ 　　　　])も発生

⇨院内感染症や薬の効かない病原体([⑫ 　　　　])などの発現

2 感染症予防のために

▶感染症の予防・対策

・[⑬ 　　　　]＝病原体そのものを追い払う対策

・[⑭ 　　　　]＝検疫で動物など感染媒体を取り除き，環境衛生を促進

・[⑮ 　　　　]＝予防接種などで抵抗力をつける対策

▶感染症と人権 ➡ 患者の人権を軽視した法律や誤った差別に，患者が苦しむことが発生

・[⑯ 　　　　]患者への「らい予防法」

・[⑰ 　　　　]患者への「エイズ予防法」

キーワードチェック Keyword Check

次のキーワードの意味が正しければ○を，正しくなければ×をつけ，誤っているところに下線を入れよ。

(1)再興感染症――かつて流行した感染症の成立が再び増えているもの　[　　]

(2)新興感染症――現在，局地的・世界的に感染が広がる，新しく認知された感染症　[　　]

(3)感染源対策――感染症の病原体そのものを追い払う対策　[　　]

(4)感染経路対策――検疫などで感染媒体となる動物などを取り除き，環境衛生を促進する対策　[　　]

(5)感受性者対策――予防接種などで感染力をつける対策　[　　]

＼クイズ／ WHOがパンデミック宣言をおこなったのはどれか？　①エイズ　②SARS　③新型インフルエンザ

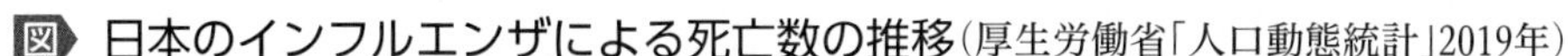

よみとき

図 日本のインフルエンザによる死亡数の推移(厚生労働省「人口動態統計」2019年)

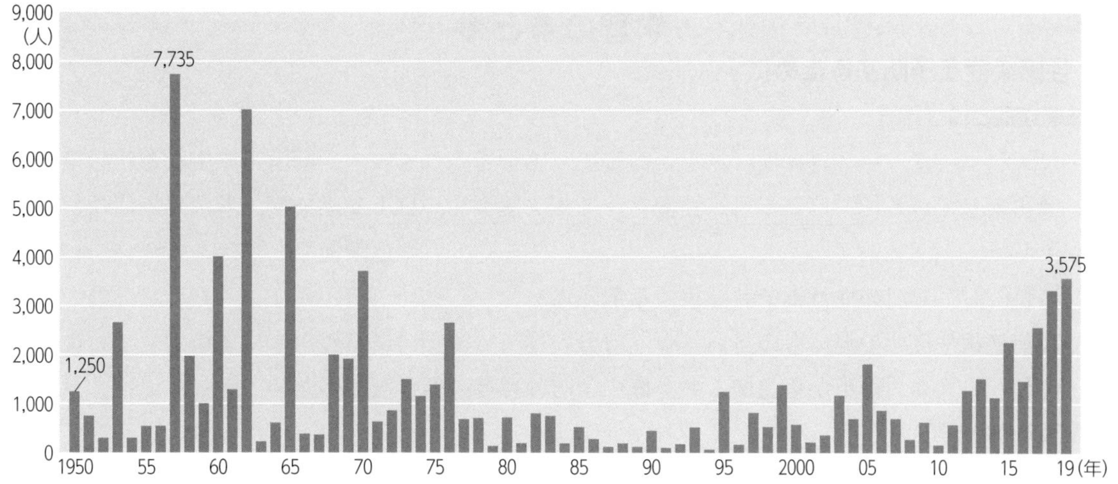

ワクチンや特効薬が開発されてきたが，ここ数年，1000人をこえる人が亡くなっている。その背景として考えられることを，下の文章の空欄に，語群から2つ適切な語句を入れて完成させよう。

語群　感染力　抵抗力　薬剤耐性菌　副作用

日本でインフルエンザによる死亡数が減らない背景として，新型インフルエンザなど，それまでのワクチンが効かず，また薬が効きにくくなる(1　　　　　　　　)の問題や，(2　　　　　)の弱い高齢者が多くかかり，重症化していることなどがあげられる。

Note

２ 性感染症は10代後半から急増　～性感染症とその予防～

【教科書 p.14～15】

学習のまとめ

1 性感染症を予防するために

▶性感染症とは

・[①　　　　　　　]＝性行為をとおして，感染者のウイルス・細菌・原虫などが感染

⇨再増している[②　　　　]，性器クラミジア感染症，ＨＩＶ感染症，淋菌感染症など

└─[③　　　　　　　]の危険性

⇨[④　　　　]の性行為でも感染する危険性

⇨無症状や症状の軽いもの多い　➡　自分の[⑤　　　　]に気づかずに感染させてしまう

⇨[⑥　　　　]後半から急増　➡　感染予防の意識の低さなどのため

▶性感染症の予防

・放置すると重症化　➡　精巣や卵管の炎症など　➡　[⑦　　　　]の原因

⇨早期発見・[⑧　　　　　　　]が大切

⇨[⑨　　　　　]での匿名・無料の検査・相談

⇨予防法　➡　[⑩　　　　　　　　　]の正しい着用　ピルでは防げない

➡　不特定多数や見知らぬ相手と[⑪　　　　　]をしない

2 ＨＩＶ感染症とエイズ

▶ＨＩＶ感染症とは

・ＨＩＶ(ヒト免疫不全ウイルス)を病原体　➡体内でリンパ球攻撃　➡[⑫　　　　　　]低下

⇨ＨＩＶ感染症が進む　➡23ある指標となる病気を１つでも発症

└➡[⑬　　　　　　]（後天性免疫不全症候群）発症とされる

↑

[⑭　　　　]のない期間が数年から10数年続く＝検査を受けないと感染に気づかない

▶エイズの治療法の進展

・ＨＩＶ感染症は現在でも世界的に流行

⇨[⑮　　　　　　]は急速に進歩　➡副作用のある治療薬を生涯飲み続ける必要がある

・性感染症は[⑯　　　　　　　　]で感染しない＝正しい知識をもち，感染者を特別視しない

キーワードチェック Keyword Check　次のキーワードの意味が正しければ○を，正しくなければ×をつけ，誤っているところに下線を入れよ。

(1)性感染症――日常生活で感染者のウイルス・細菌・原虫などが感染する病気　[　　]

(2)母子感染――性感染症では妊娠中や授乳中に，母から子に感染する危険性がある　[　　]

(3)コンドーム――性行為のときに正しく使用すれば性感染症は予防できる　[　　]

(4)経口避妊薬(ピル)――性行為のときに使用すれば性感染症は予防できる　[　　]

(5)ＨＩＶ感染症――ヒト免疫不全ウイルスを病原体とし，体内でリンパ球を攻撃して免疫力を低下させる　[　　]

クイズ　ＨＩＶの感染が心配ないのはどれか？　①出産　②性行為　③献血

よみとき

図 日本のＨＩＶの感染経路
（厚生労働省資料，2018年）

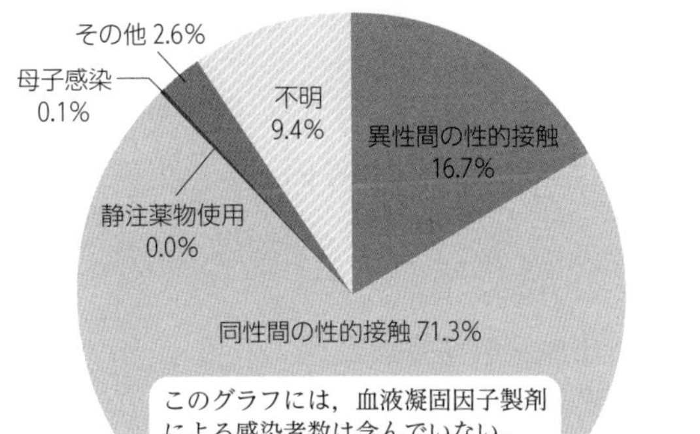

左のグラフは，日本の新規 HIV 患者の感染経路を示している。異性・同性間の性行為が88%，母子感染が0.1%，輸血による感染報告は０%である。かつて輸入血液製剤による感染が発生したことがあったが，現在は安全管理が徹底され，国内での血液製剤や輸入用血液による感染は見られない。この感染症をどう予防するべきか，下の文章の空欄に，語群から２つ適切な語句を入れて完成させよう。

語群　性生活　日常生活　コンドーム　ピル

ＨＩＶは(1　　　　　　)では感染しない。予防のため，性行為時には正しく(2　　　　　　)を使用し，不特定多数や見知らぬ相手と性行為をしないことが必要である。

Note

1 生活習慣病は若いときからの習慣が影響する　～生活習慣病の予防～

【教科書 p.16～17】

学習のまとめ

1 生活習慣病とは

▶**生活習慣病**　＝　不適切な[①　　　　]，[②　　　　]不足，[③　　　　]や休養の不足，喫煙や[④　　　　]の習慣といった日常の生活習慣が原因

⇨これらの発症や進行にかかわる病気の総称＝[⑤　　　　　　　　]

・生活習慣病の主な病気

⇨[⑥　　　　　　]＝脳血管疾患(脳出血・くも膜下出血・脳梗塞など)

⇨[⑦　　　　　　](虚血性心疾患〈狭心症・心筋梗塞〉など)

⇨ほかに，糖尿病，[⑧　　]血圧，[⑨　　　　]異常症，歯周病，大腸がん，肺がんなど

＊複合的に原因が組み合わさって，生活習慣病は発症

＊生活習慣病は徐々に進行　➡　はっきりした[⑩　　　　]症状なし

▶**肥満**　＝　生活習慣病の要因の一つ

・肥満になる　⇨　食事での摂取エネルギー　＞　[⑪　　　　]エネルギー

⇨余ったエネルギーが皮下や内臓に[⑫　　　　]となって蓄積

＊[⑬　　　　]などの食習慣や運動不足，遺伝などが影響

・内臓脂肪症候群([⑭　　　　　　　　　　　　　　　　])とは

⇨内臓脂肪型肥満　＋　[⑮　　　　　　]・高血圧・脂質異常

└▶３つのうち２つ以上あわせもった状態

2 生活習慣病を予防するには

▶**生活習慣病の一次予防・二次予防・三次予防対策**

	目的	方法
一次予防	健康を増進して生活習慣病の発病を[⑯　　　　]	食生活の見直し，運動習慣，十分な睡眠・休養，禁酒・禁煙などを実践
二次予防	生活習慣病の早期発見	定期的な[⑰　　　　　　　]の受診
三次予防	生活習慣病の[⑱　　　　]	通院・入院・手術，機能回復・維持

キーワードチェック Keyword Check　次のキーワードの意味が正しければ○を，正しくなければ×をつけ，誤っているところに下線を入れよ。

(1)生活習慣病――日常の食習慣が原因で発症する病気の総称　[　　]

(2)メタボリックシンドローム――内臓脂肪型肥満に加え，高血糖・高血圧・脂質異常のうち，一つをあわせもった状態　[　　]

(3)生活習慣病の一次予防――健康を増進して生活習慣病の発病を予防する　[　　]

(4)生活習慣病の二次予防――定期的に健康診断を受け，生活習慣病を早期発見する　[　　]

(5)生活習慣病の三次予防――生活習慣病にかかったら，回復のために治療する　[　　]

Q? クイズ　歯周病と関係の深い生活習慣病はどれか？　①胃がん　②糖尿病　③脳卒中

よみとき

図 肥満者（BMI25以上）の性別・年代別割合（厚生労働省「国民健康・栄養調査」2019年）

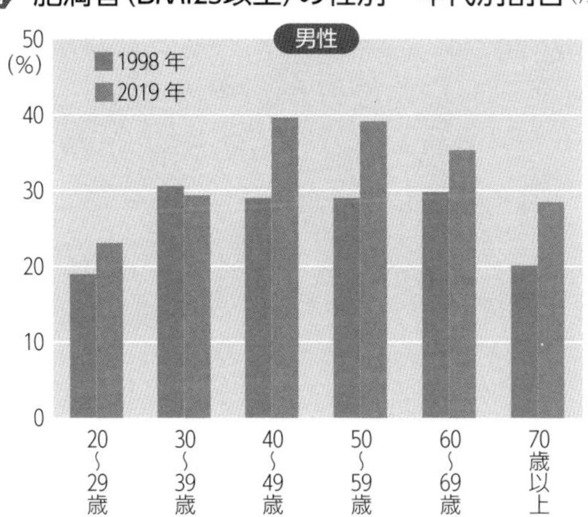

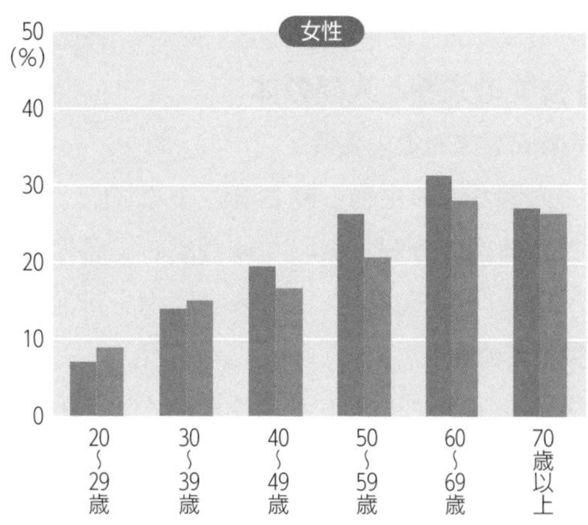

BMI（Body Mass IndeX）法を用いて，肥満と定義される25.0以上の割合を，年代・男女別に示した。男性の場合は，30代から約3割の人が肥満と定義されている。20年以上前と比べると，男性は30代を除く年齢層で肥満者の割合が増加し，女性は若年層で少々増えている。どう予防するべきか，下の文章の空欄に語群から2つ適切な語句を入れて完成させよう。

語群　運動不足　過食　生活習慣　偏食

肥満の原因は，（1　　　　）などの食習慣や運動不足，遺伝などがかかわっているが，その対策として，青年期，さらには幼年・少年期からの（2　　　　　　）を正していく必要がある。

Note

p. 8の答え…③

2 自分に合った正しい食習慣 ～食事と健康～

【教科書 p.18～19】

学習のまとめ

1 食物の栄養と人間の体

▶食物に含まれる栄養素

・人間などの生物　➡さまざまな[①　　　　　]を食物として摂取

⇨体内で分解し吸収　➡合成して各器官をつくる
　　　　　　　　　　➡老廃物を排泄して生命を維持　=[②　　　　　]

▶栄養素の働き

・体を動かすエネルギー源となる：[③　　　　　]・脂質・たんぱく質

・体の発育と消耗した組織の補充：[④　　　　　]・脂質・ミネラル

・体の働きの調整と代謝を円滑にする：[⑤　　　　　]・ミネラル

⇨[⑥　　　　　]のすべてを，質・量ともバランスよく含む食物はない

➡多種類の食物を十分にとる必要がある

└➡そのめやすとなるのが[⑦　　　　　]

2 正しい食習慣と食育

▶食生活の乱れ

・摂取する[⑧　　　　　]の増加

・栄養のバランスを考えない極端な[⑨　　　　　]

・不規則な食事時間や朝食の[⑩　　　　　]，外食などによる栄養のかたより

過食症と拒食症からなる[⑪　　　　　]にかかる人もいる

⇨女性の場合，[⑫　　　　　]の分泌に影響

▶食育の問題

・家族などが不在で，1人で食事をとること=[⑬　　　　　]

➡家族での対話の減少　➡年少者の豊かな心を育む場の喪失

⇨2005年に[⑭　　　　　]の制定

➡知育・徳育・体育の基礎としての[⑮　　　　　]の位置づけ

キーワードチェック Keyword Check　次のキーワードの意味が正しければ○を，正しくなければ×をつけ，誤っているところに下線を入れよ。

(1)栄養素――生物に含まれる，体を動かすエネルギー源などになるもの　[　　]

(2)食事摂取基準――1日あたり良好な栄養状態を保つための食事摂取の基準　[　　]

(3)摂食障害――極端なダイエットなどがきっかけで，拒食症になったり，過食症になったりする病気　[　　]

(4)孤食――家族などが不在で，子どもだけで生活すること　[　　]

(5)食育――食に関する正しい知識と望ましい食習慣を身につけるようにする取り組み　[　　]

クイズ　食物繊維や栄養素の不足が発症原因として大きいがんはどれか？　①胃がん　②大腸がん　③肺がん

年　月　日　検印

よみとき

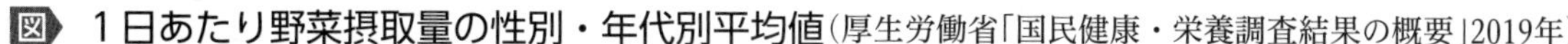

図 1日あたり野菜摂取量の性別・年代別平均値（厚生労働省「国民健康・栄養調査結果の概要」2019年）

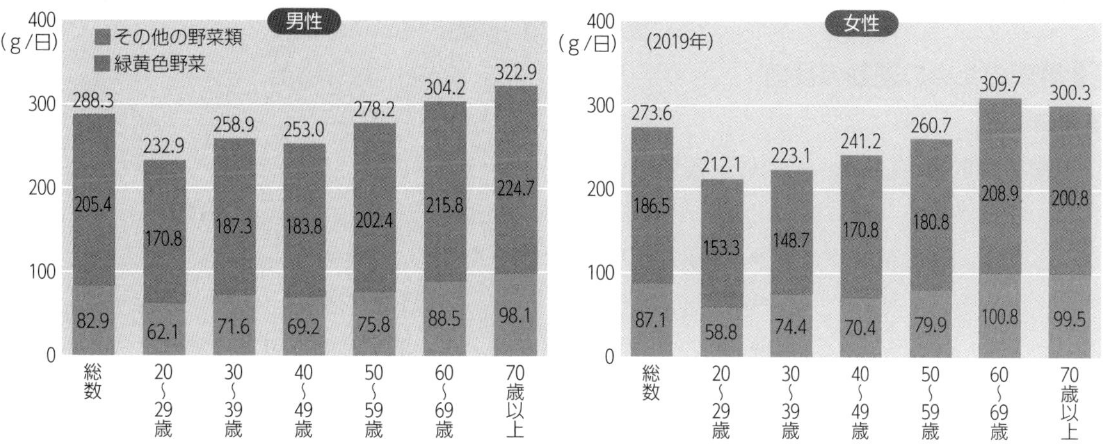

緑黄色野菜とその他の野菜類の摂取量について，年代別・男女別の1日あたりの平均値を示しており，野菜摂取量の1日あたり総平均値は，男性が288.3g，女性が273.6gで，男女とも20〜40代で少なく，60代から多くなる。目標値は350グラムであり，どの年代でも達していない。グラフから言えることを，下の文章の空欄に，語群から2つ適切な語句を入れて完成させよう。

語群　ビタミン　たんぱく質　代謝　成長

1日あたりの野菜摂取量はどの年代でも目標に達しておらず，(1　　　　　　)やミネラルが不足していると言え，体の働きの調整や(2　　　　)の円滑化が妨げられている。

Note

３ 運動習慣を身につけよう　～健康と運動・休養・睡眠～

【教科書 p.20 ～ 21】

学習のまとめ

1 健康のための運動の役割

▶運動不足

・生活習慣病(高血圧・肥満症・糖尿病)の原因の一つ　＝[①　　　　　　　]

⇨運動する　➡体温の上昇・心拍数の増加　➡[②　　　　　　　]が活発

└➡継続すると　➡成長期での丈夫な体づくり

➡壮年期以降の[③　　　　]の衰えを軽減

➡[④　　　　]機能の向上　＝病気にかかりにくい体

▶健康のための運動

・[⑤　　　　　　　　](エアロビック・エクササイズ)

⇨毎日続けると　➡血液循環がよくなり，新陳代謝をうながす効果

・[⑥　　　　　　　　]　＝体の柔軟性を高める運動

・[⑦　　　　　　　　　　　]　＝筋機能を高める運動

⇨３つの運動を組み合わせると　➡効果が上がる

2 休養と睡眠

＊肉体的にも精神的にも社会的にも，満たされた状態になるために欠かせない要素

▶休養

・肉体的疲労には　➡温泉にゆったりと入る，[⑧　　　　　　]が効果的

・精神的疲労には　➡好きな音楽を聞く，スポーツで体を動かす

＝[⑨　　　　　　　　　]が効果的

▶睡眠　⇨適度の肉体的疲労　➡[⑩　　　　]を十分にとるきっかけに

・１日の生活リズム　＝[⑪　　　　　　　　　　]

⇨睡眠をとらない時間が長く続くと　➡幻聴・幻覚・思考異常や判断力低下が起こる

・現代の生活は生活リズムがくずれがち

⇨十分な[⑫　　　　]と[⑬　　　　]のリズム＝健康な生活を送るうえで重要

キーワードチェック Keyword Check　次のキーワードの意味が正しければ○を，正しくなければ×をつけ，誤っているところに下線を入れよ。

(1)有酸素運動――ダッシュなどの心肺機能を高める運動で，新陳代謝をうながす　[　　]

(2)柔軟性運動――ストレッチングなどの体の柔軟性を高める運動　[　　]

(3)レジスタンス運動――スクワットなど筋機能を高める運動　[　　]

(4)積極的休養――肉体的疲労を感じるときに好きな音楽を聴いたり，スポーツで体を動かしたりする休養のこと　[　　]

(5)日内リズム――すべての生物にある１日の生活リズム　[　　]

＼クイズ／ 心地よい眠りを誘う飲み物はどれか？　①お茶　②ホットミルク　③お酒

よみとき

図 運動による消費エネルギー
（厚生労働省「エクササイズガイド2013」）

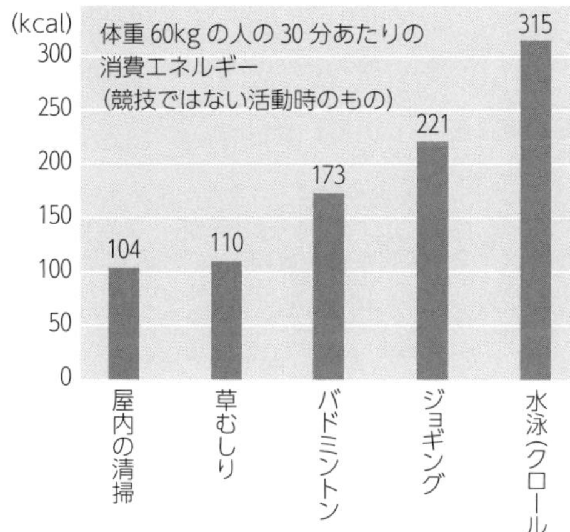

左のグラフは，体重60kg の人が30分間，競技ではない運動をした場合の消費エネルギーを示すものだが，１回の運動での消費エネルギーは意外と少ない。30分間ジョギングしたときのエネルギー消費量は221kcal で，お茶碗１杯分のご飯と同じである。運動直後に体重が減るのは，主に汗などの水分量が減少したからで，脂肪などがすぐに大量に減ることはない。以上をふまえ，健康のためどのように運動をおこなうべきか，下の文章の空欄に，語群から２つ適切な語句を入れて完成させよう。

語群　無酸素　水分　有酸素　脂肪

健康や，余分な（[1]　　　　）を減らすための運動は，心肺機能を高め，血液循環をよくし，新陳代謝を高める（[2]　　　　）運動を，毎日継続しておこなうことがよいと考えられている。

Note

4 がんを予防し，早期発見で治す時代へ　～がんの発生と予防～

【教科書 p.22～23】

学習のまとめ

1 がんの発生とがん医療

▶がんの発生と発がん物質

・細胞核のがん遺伝子・がん抑制遺伝子

➡傷つき変容する　➡異常な細胞に変わって増殖＝[①　　　　　　]

➡体のあちこちに飛び火して新しいがんをつくる＝[②　　　　]と[③　　　　]

・がんを生じさせる原因となる物質＝[④　　　　　　　　]

⇨代表的なもの　➡たばこの煙に含まれる[⑤　　　　　　　]

▶がん医療の現状　：　以下の治療法が組み合わされておこなわれる

・[⑥　　　　　　　]＝がん細胞を手術で取り除く（一般的ながん治療法）

⇨患者の身体的負担が大きい治療法

・[⑦　　　　　　　]＝[⑧　　　　　　　]などの薬物を使う

⇨正常な細胞を傷つけることがあり，[⑨　　　　　]が問題

・[⑩　　　　　　　　　]＝放射線をがん細胞にあてて損傷させ，再発防止をねらう

・[⑪　　　　　　　]＝体の免疫力を活かす　➡薬でがん細胞を攻撃，免疫の活性化を持続

＊治療と並行した[⑫　　　　　　　]＝患者の全人的苦痛をやわらげる

2 がんの予防のために

▶一次予防と二次予防

・生活習慣を若いときから整え，予防する＝[⑬　　　　　　　]

・定期的な[⑭　　　　　　　]などの検査　➡早期発見＝[⑮　　　　　　]

▶ウイルスや細菌への感染によるがん発症

・B・C型肝炎ウイルス　⇨　[⑯　　　　　]の原因

・ヒトパピローマウイルス　⇨　[⑰　　　　　　　　]の原因

・ヘリコバクターピロリ菌　⇨　[⑱　　　　　]の原因

⇨感染の有無の検査　➡感染がわかれば早急に除去・治療

キーワードチェック Keyword Check　次のキーワードの意味が正しければ○を，正しくなければ×をつけ，誤っているところに下線を入れよ。

(1)発がん物質――がんを生じさせる原因となる物質　[　　]

(2)化学療法――抗がん剤などを使用する治療であるが，正常な細胞を傷つけることがあり，薬剤耐性が問題となっている　[　　]

(3)放射線療法――放射線をがん細胞にあてて損傷させ，再発防止をねらう治療　[　　]

(4)免疫療法――免疫力を活かし，薬でがん細胞を攻撃し，免疫の活性化を持続させる　[　　]

(5)緩和ケア――がん治療と並行して，患者の身体的苦痛をやわらげる取り組み　[　　]

クイズ　次のがんのうち，日本でもっともかかる人が多いのはどれか？　①胃がん　②肺がん　③大腸がん

よみとき

図 2009〜2011年にがんと診断された人の性別・部位別の5年生存率(国立がん研究センター資料)

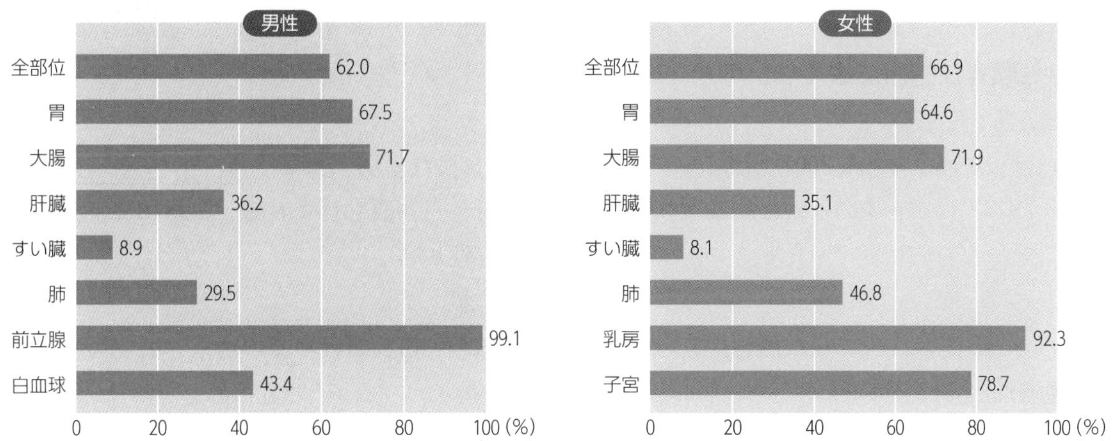

がんと診断された人が，治療によって5年後生存している割合を，性別・主ながんの部位別に示した。100%に近いほど治療で生命が救えるがんで，全がんの男女計は64.1%であり，約35年前の30%，約7年前の52%に比べると生存率は伸びており，早期発見できれば「不治の病」というイメージは薄らいでいる。しかし，すい臓など部位によっては依然生存率は低い。がんをどのように予防するべきか，下の文章の空欄に，語群から2つ適切な語句を入れて完成させよう。

語群　人間ドック　食習慣　生活習慣　予防接種

がんの予防には早期発見・治療が必要であり，そのためには(1　　　　　　)を整える一次予防に加え，(2　　　　　　)などの定期的な検査(二次予防)が必要である。

Note

1 喫煙はまわりの人の健康にも影響する　〜喫煙と健康〜

【教科書 p.26 〜 27】

学習のまとめ

1 なぜ喫煙が健康によくないのか

▶喫煙と発がん物質

・たばこの煙　➡約5,300種類の[①　　　　]物質が含まれる
　➡そのなかに約70種類の[②　　　　]物質も含まれる

⇨主な有害物質　・[③　　　　]：依存性がある
　・[④　　　　]：発がん物質
　・一酸化炭素など　➡これらの有害物質は多くの病気を引き起こす

▶受動喫煙

・喫煙　⇨本人が吸う煙([⑤　　　　])に害があるだけでなく，
たばこから立ちのぼる煙([⑥　　　　])，喫煙者が吐き出す煙(呼出煙)がある
➡まわりの人へ影響＝[⑦　　　　]⇨[⑧　　　　]の可能性高くなる

・妊婦の喫煙や受動喫煙　⇨　早産や[⑨　　　　]を起こしやすい
[⑩　　　　]も生まれやすい

2 喫煙問題と20歳未満の者への対策

▶喫煙問題への対策

・[⑪　　　　](2003年施行)：公共施設での禁煙や[⑫　　　　]対策
・たばこ規制枠組条約(2004年批准)：受動喫煙や[⑬　　　　]未満の者の喫煙防止，
たばこ商品パッケージへの健康警告表示の義務づけ
・健康増進法改正(2020年施行)：公共施設だけでなく公共の場での[⑭　　　　]を原則禁止

▶20歳未満の者の喫煙対策　：心身とも未成熟で，喫煙による影響が心配されるため

・[⑮　　　　](2000年適用)
⇨20歳未満の者へたばこを販売した者への罰則適用
⇨ＩＣカード方式の[⑯　　　　]も設置

キーワードチェック Keyword Check　次のキーワードの意味が正しければ○を，正しくなければ×をつけ，誤っているところに下線を入れよ。

(1)ニコチン――たばこの煙に含まれる有害物質で，たばこ依存性の原因となる　[　　]
(2)タール――たばこの煙に含まれる有害物質で，発がん物質でもある　[　　]
(3)受動喫煙――たばこから立ちのぼる主流煙や喫煙者が吐き出す呼出煙を吸ったまわりの人にも影響が出ること　[　　]
(4)健康増進法――2003年に公共施設での禁煙や分煙が定められ，2020年の改正では公共施設だけでなく，公共の場での分煙が原則禁止となった　[　　]
(5)二十歳未満の者の喫煙の禁止に関する法律――18歳未満の者へたばこを販売した者へ罰則が適用　[　　]

＼クイズ／ たばこの定価に占める税金の割合はおよそどの程度か？　①25%　②45%　③65%

よみとき

図 主要国の15歳以上人口に占める日常的喫煙者の割合（OECD 資料，2019年）

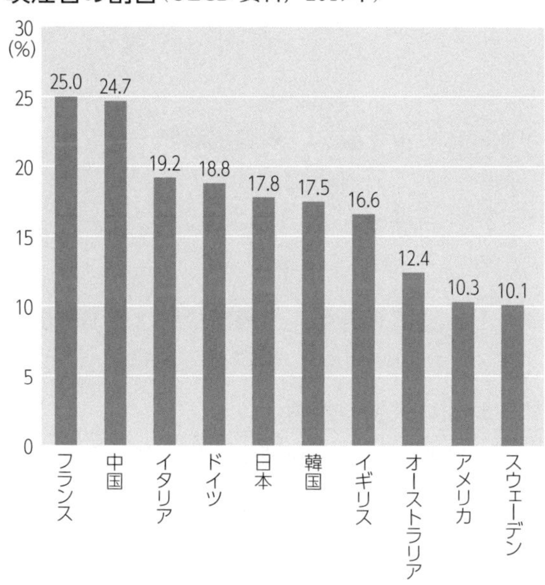

習慣的にたばこを吸っている人（毎日吸う人と時々吸う人）の割合の国際比較（男女計）を示したものである。日本は20歳以上の喫煙データであり，男女合計で17.8％と，ここ10年間で6％下がっており，禁煙が進んではいるが，アメリカなどと比べるとまだ高めである。男女別にみると男性29.0％，女性8.1％で，男性の喫煙率は高いと言える。これらのことをふまえ，禁煙がどのように進められているか，下の文章の空欄に，語群から2つ適切な語句を入れて完成させよう。

語群　受動喫煙　公共施設　公共の場　分煙

日本は世界的にみても喫煙率は低くなく，喫煙者のたばこの煙がまわりの人に及ぼす（[1]　　　　）の影響も小さくない。2020年に施行された改正健康増進法では，その対策として，人が多く集まる（[2]　　　　）では，原則禁煙となった。

Note

２「酒は百薬の長」といわれるが　～飲酒と健康～

【教科書 p.28 ～ 29】

学習のまとめ

1 アルコールが体に及ぼす影響

▶酒に酔うのはなぜか

・一定量の飲酒　➡［①　　　　　　　　　　］が血液によって脳へ　➡脳が麻痺

⇨酔いの程度＝血液中の［②　　　　　　　　　　］で測る

⇨適度の飲酒＝食欲増進や［③　　　　　　　　　　］効果

▶適量をこえた飲酒

・胃や小腸で吸収されたアルコール　➡［④　　　　］へ運ばれ分解　➡汗や尿などで排出

⇨長期間アルコールを大量に飲み続ける＝［⑤　　　　　　　　　　］に

⇨「［⑥　　　　　　　　］」などのように短時間に大量の飲酒

└➡血中アルコール濃度が急激に上昇　➡呼吸や心臓を制御する脳の部位を麻痺

➡［⑦　　　　　　　　　　］により死亡することがある

2 飲酒による健康被害を防ぐには

▶慢性飲酒による影響

・数多くの飲酒にかかわる病気

・［⑧　　　　］ができて酔いにくくなる　➡摂取量が増える

➡自分で飲酒をコントロールできなくなる＝［⑨　　　　　　　　　　］に

▶20歳未満の者への影響　：成長途中の脳の神経細胞を破壊＝脳の［⑩　　　　］を起こす

＝性ホルモンの分泌にも悪影響

⇨法律（［⑪　　　　　　　　　　］）の規制

：酒販売時の年齢確認などを義務化

（2022年の民法改正で成年年齢が18歳に下げられるが，20歳未満の飲酒は禁止のまま）

▶女性への影響　：体格やホルモン分泌の影響で，男性よりもアルコールの影響を受けやすい

⇨妊娠・授乳中の飲酒＝胎児・乳児が［⑫　　　　］するのと同じ

キーワードチェック Keyword Check

次のキーワードの意味が正しければ○を，正しくなければ×をつけ，誤っているところに下線を入れよ。

(1)アルコール性肝疾患――長期間アルコールを飲み続けることで，肝臓が正常に機能しなくなる病気　［　　］

(2)急性アルコール中毒――「イッキ飲み」など長時間に大量飲酒すると，呼吸や心臓など生命維持に直結する機能を制御する脳の部位まで麻痺させる　［　　］

(3)アルコール依存症――適度以上の飲酒を続けると耐性ができ酔いにくくなり，摂取量が増え，飲酒を自分でコントロールできなくなる　［　　］

(4)二十歳未満の者の飲酒の禁止に関する法律――酒販売時に18歳以上の年齢確認が義務づけられている　［　　］

Q? クイズ「酒気帯び・酒酔い運転」ではどこのアルコール濃度を調べるか？　①呼気中　②血液中　③尿中

よみとき

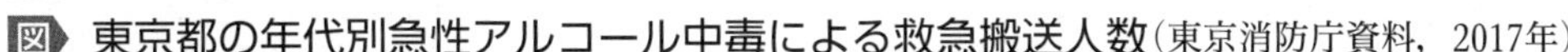

図 東京都の年代別急性アルコール中毒による救急搬送人数（東京消防庁資料，2017年）

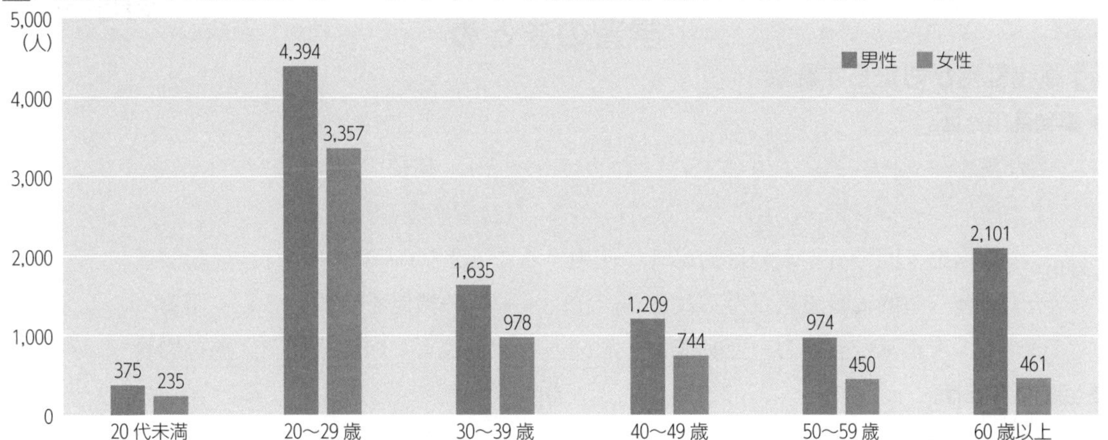

東京都の年間の急性アルコール中毒による救急搬送人数は，男女とも20代が抜きん出て多い。理由として，経験の浅さから自分の適量が分からず，無謀な飲酒をしてしまうことなどが考えられる。場合によっては死にいたることもある。この年の重症者数（生命の危険が強いと認められるもの）は42人であった。将来，急性アルコール中毒にならない，まわりをさせないためにどうすればよいか，下の文章の空欄に，語群から２つ適切な語句を入れて完成させよう。

語群　限界　飲みすぎ　適量　イッキ飲み

急性アルコール中毒にならないために，自分の飲酒の（1　　　　）を知り，短期間に大量のお酒を飲まない，お酒をすすめられても断る勇気をもとう。他人から強要され，短時間に多量に飲酒する（2　　　　　　　）は，人を死にいたらしめる危険性があることを知っておこう。

Note

３ やめられない薬物依存のこわさ ～薬物乱用とその防止～

【教科書 p.32 ～ 33】

学習のまとめ

1 薬物乱用がもたらす影響

▶薬物乱用とは

・主な薬物　：[①　　　　]（アヘン・コカインなど），覚せい剤，[②　　　　]（マリファナ），
シンナー，[③　　　　　　　　]（合成麻薬）など

⇨薬物を１回でも本来の目的以外に使用すること＝[④　　　　　　　　]

➡一時的に多幸感が得られるが，[⑤　　　]の機能をいちじるしく阻害

＊正常な判断力・運動能力・記憶力などが衰え，内臓や筋肉に悪い影響

▶薬物依存とは

・薬物には[⑥　　　　]がある　➡乱用するとやめられなくなる　＝[⑦　　　　　　　　]

⇨幻覚や妄想などの精神疾患，生殖機能低下などが生じる

⇨薬物をやめて回復しても，➡心理的ストレスや睡眠不足，飲酒などがきっかけとなり，

└➡薬物乱用時の感覚が突然よみがえる　＝[⑧　　　　　　　　　　　　　　]

＊一度，薬物を欲しがる脳になると，回復はきわめて難しい

2 薬物乱用を防止するために

▶薬物乱用を防ぐ法律や規制，国際協力

・[⑨　　　　　　　　　　　　　　]，大麻取締法など

⇨覚せい剤や大麻などの薬物の使用・所持・流通を禁じ，違反者を取り締まる

・国際的な連携で，世界での薬物根絶のために協力

・法の網を抜ける，合法ハーブと称するような[⑩　　　　　　　　　　　　　　]の規制強化

▶薬物を始めたきっかけと断る勇気

・先輩や友人からの誘い，好奇心　➡仲間はずれにされる不安などから手を出してしまう

⇨[⑪　　　　　　　　　]＝自分の将来だけでなく，家族や友人，社会に迷惑・悪影響

＊きっぱりと断るべき。危険な場所には行かず，ＳＮＳなどで怪しい情報を見ない

キーワードチェック Keyword Check

次のキーワードの意味が正しければ○を，正しくなければ×をつけ，誤っているところに下線を入れよ。

⑴薬物――使用が違法とされる麻薬，覚せい剤，大麻，シンナー，ＭＤＭＡなど　[　　]

⑵薬物乱用――違法薬物を本来の目的以外に何度でも使用すること　[　　]

⑶薬物依存――耐性のある薬物の摂取量が増えると，やめようと思っても耐えがたき苦痛が現れ，やめられなくなること　[　　]

⑷覚せい剤取締法――覚せい剤の使用・所持・流通を禁じ，違反者を取り締まる法律　[　　]

⑸危険ドラッグ――合法・脱法のお香やハーブ，バスソルト，アロマオイルなどの薬物で，法の網を抜けるような流通が大きな問題となった　[　　]

Q? クイズ　強い鎮痛薬として利用されている薬物はどれか？　①モルヒネ　②ＭＤＭＡ　③覚せい剤

よみとき

図 覚せい剤取締法違反の成人検挙者数と再犯者の推移（法務省「犯罪白書」2020年）

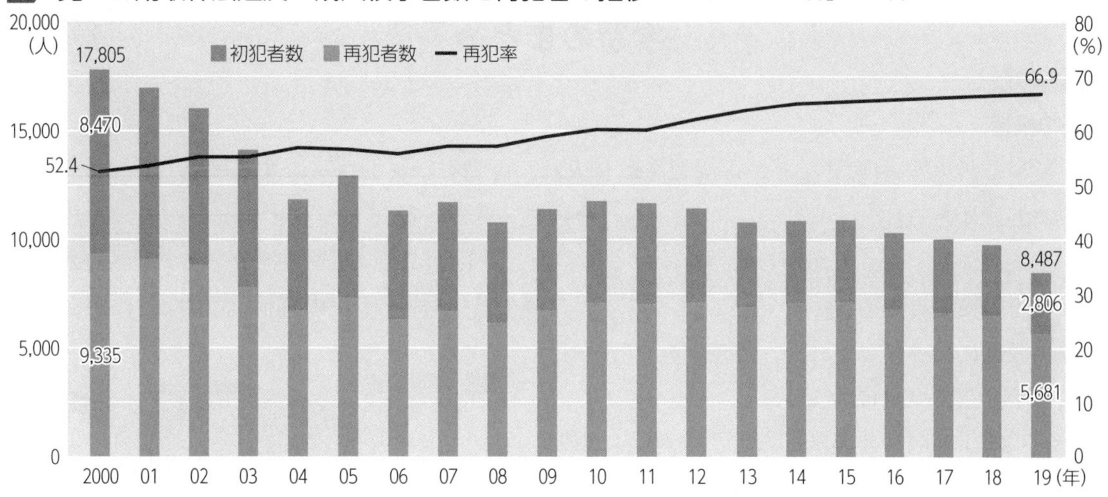

覚せい剤取締法違反者のうち，同罪での初犯者と再犯者の内訳と，再犯率の推移を示している。2000年以降，同罪での違反者総数は9,318人減っているが，再犯者数は大きく減っておらず，再犯率も66.9％で高い。2019年の違反者の$\frac{2}{3}$は再犯者である。覚せい剤をはじめとした薬物乱用と依存の危険性について，下の文章の空欄に，語群から２つ適切な語句を入れて完成させよう。

語群　副作用　妄想　耐性　フラッシュバック

薬物には，使用量を増やさなければ効果が満足できなくなる（1　　　　）があり，使用がやめられなくなる薬物依存におちいる。一度やめても突然，使用していた時の感覚がよみがえる（2　　　　）が現れ，再犯率も高く，まわりに悪影響を与える。

Note

1 脳は体全体をコントロールする司令塔 ～脳と神経の働き～

【教科書 p.36 ～ 37】

学習のまとめ

1 脳の働き

▶脳の構造

・[①]：視覚や聴覚などから情報を取り入れ，行動をコントロールする臓器

⇨外側にある[②]➡視覚・味覚・聴覚・嗅覚・[③]

＝五感から情報を受ける感覚野と，全身に随意運動の指令を出す運動野がある

⇨その内側にある[④]➡やる気，快・不快の感情，記憶などにかかわる

⇨深部にある[⑤]から[⑥]を介して全身につながる

⑤：呼吸や体温調節など生命維持に重要な役割

➡視床・視床下部・中脳・橋・延髄などがある

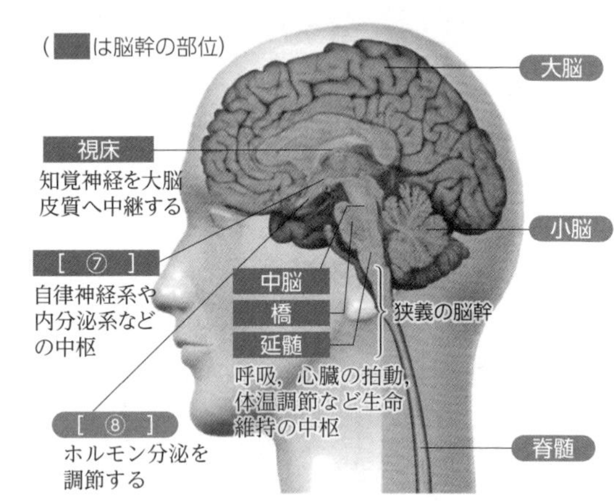

▶脳の各部の働き（右図の空欄と対応）

[⑦]

[⑧]

2 体を調節する機能

▶自律神経 ＝自分の意思とは無関係に働き，体の各臓器をコントロールする

・[⑨]⇨交感神経と副交感神経がバランスをとって体の機能を調整

⇨[⑩] ：心臓の拍動を促進，消化器系の働きを抑制

⇨[⑪] ：⑩の働きとは逆で，主にリラックスしたときに働く

▶内分泌系の[⑫]＝血液の循環によって特定の器官の働きを促進，抑制する

⇨大脳にストレス刺激 ➡視床下部をつうじ[⑬]から副腎皮質刺激ホルモン分泌

➡このホルモンの作用で分泌されるホルモンがストレスに対抗

＊自律神経系とホルモンによる[⑭]で体を調節

キーワードチェック Keyword Check

次のキーワードの意味が正しければ○を，正しくなければ×をつけ，誤っているところに下線を入れよ。

(1)大脳新皮質――五感から情報を受ける感覚野と随意運動の指令を出す運動野がある [ ]

(2)大脳辺縁系――やる気や快・不快の感情，記憶などに深くかかわっている [ ]

(3)脳幹――大脳から延髄につながる部分で，呼吸など生命維持に重要な働きをする [ ]

(4)自律神経系――交感神経と副交感神経があり，バランスをとり体の機能を調整する [ ]

(5)内分泌系ホルモン――血液の循環によってエネルギーが特定の器官に達し，その器官の働きを促進したり，抑制したりして，体の機能を調節する [ ]

＼クイズ／ 直感的感性や創造性，空間認識などに影響する脳はどれか？ ①右脳 ②左脳 ③間脳

よみとき

図 随意運動にいたる脳内のメカニズム

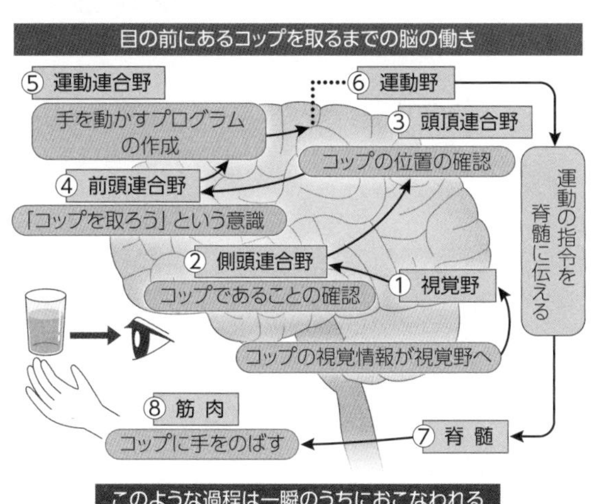

左の図は，目の前にあるコップを取るという随意運動（意識した運動）をおこなうまでの脳内の働きを表したものである。①～⑧のプロセスは一瞬のうちにおこなわれるが，まず映像を，脊髄を介して感覚野が読み取り，運動野に伝わって指令を出し，脊髄を介して筋肉へ伝わり，人の体は動いているのである。運動の際の大脳の働きについて，下の文章の空欄に，語群から2つ適切な語句を入れて完成させよう。

語群　運動野　感覚野　大脳新皮質　大脳辺縁系

視覚・聴覚・体性感覚などの五感からの情報を，脊髄を介して（1　　　　　）にある感覚野で受け，大脳の各部の連携によって（2　　　　　）が脊髄を介して全身に随意運動の指令を出し，人の体はスムーズに動いている。

Note

２ 人は無意識に心の調和をはかろうとする ～欲求不満と適応機制～

【教科書 p.38 ～ 39】

学習のまとめ

1 欲求不満が生じる状況

▶欲求と欲求不満

・必要なものを得るための行動を起こそうとする現象　＝[①　　　　]

一次的欲求：食物や水など生理的満足に関係する[②　　　　]欲求

二次的欲求：愛情や価値の承認，金銭や名誉など社会的承認に関係する[③　　　　]欲求

➡うまくいくと限らない　➡[④　　　　](フラストレーション)を感じる

・同時に複数の欲求が対立している状態　＝[⑤　　　　](コンフリクト)

➡接近―接近型の葛藤　＝両方の欲求を同時に果たしたい

➡[⑥　　　　]型の葛藤　＝欲求と回避したい欲求を同時に果たしたい

➡[⑦　　　　]型の葛藤　＝回避したい欲求を同時に果たしたい

2 欲求不満や葛藤への適応

▶適応と適応機制

・欲求不満や葛藤の状態　➡緊張や不安，いら立ちなどの反応を示す

➡心や体の安定を得ようとする対処　＝[⑧　　　　]

⇨適応には次の方法がある

＊積極的に向き合い目標達成する方法　＊水準を下げて別の目標を立てる方法，

＊欲求を満足させることを断念し，無意識に欲求不満や葛藤に対処する方法

➡[⑨　　　　]　⇨一時的な対処にすぎず，根本的な解決にならない

・主な適応機制

⇨[⑩　　　　]　：いやなことを忘れようとする対処方法

⇨[⑪　　　　]　：自分のことを正当化しようとする対処方法

⇨[⑫　　　　]　：直面した現実からのがれようとする対処方法

⇨[⑬　　　　]　：自分の願望と逆の態度や行動をとる対処方法

⇨[⑭　　　　]　：欲求の対象をよく似た別のものに置きかえ満たす対処方法

キーワードチェック Keyword Check

次のキーワードの意味が正しければ○を，正しくなければ×をつけ，誤っているところに下線を入れよ。

(1)欲求――必要なものを得るために行動を起こそうとする現象　[　　]

(2)欲求不満――欠乏を満たそうとするが，できないときに感じる感情　[　　]

(3)葛藤――同時に複数の欲求不満が対立している状態　[　　]

(4)適応――欲求不満や葛藤の状態にあるとき，心や体の安定を得ようとする対処　[　　]

(5)適応機制――欲求を断念し，無意識でおこなわれる欲求不満や適応への対処方法　[　　]

＼クイズ／ 2つの相反する事がらの板ばさみになることを意味するのはどれか？　①ストレス　②葛藤　③ジレンマ

年　月　日　検印

よみとき

図 欲求不満の原因

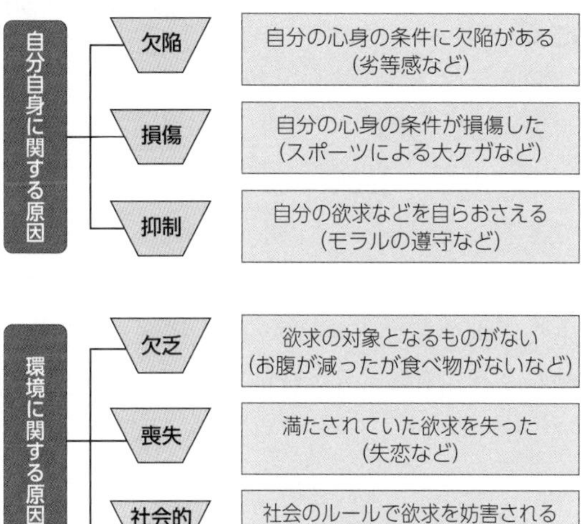

左の図は，欲求不満が起こる原因について，大きく２つに分けて示したものである。１つ目は，自分自身にかかわるものであり，２つ目は自分が置かれた環境に関するものである。欲求不満を解決するには，欲求をコントロールして，実現可能な目標を一つずつ解消していくことである。そうできれば，欲求不満でなく，「意欲」となって消化できるようになる。このことをふまえながら，欲求が満たされない場合，どのような対処があるか，下の文章の空欄に，語群から２つ適切な語句を入れて完成させよう。

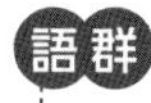

適応機制　葛藤　欲求不満　適応

欲求が満たされない場合，心や体の安定を得ようとして（1　　　　）しようとする。たとえば，欲求を満たそうと努力する反応，目標を下げたり，努力せずにあきらめたりする反応，無意識のうちに別の形で対処してしまう（2　　　　　　）と呼ばれる反応がある。

Note

3 心の不調はだれにでも起こる　～心の健康と精神疾患～

【教科書 p.40 ～ 41】

学習のまとめ

1 心の健康とは

▶心の健康　「健康日本21」での[①　　　　　　　　]についての定義

⇨自分の感情に気づいて表現できること＝[②　　　　　　]健康

⇨状況に応じて適切に考え，現実的な解決ができること＝[③　　　　]健康

⇨他人や社会と建設的でよい関係を築けること＝[④　　　　　]健康

⇨人生の目的や意義を見い出し，主体的に人生を選択すること＝[⑤　　　　　]健康

・個人的要因，身体的要因，社会的要因などが影響　⇨体と[⑥　　]の状態は相互に強く関係

2 精神疾患とは

▶精神疾患　＝心理的，社会的，生物学的な機能の不調が原因で，精神活動が不全になる状態

⇨心が健康の人　➡環境の変化などで，いつでもだれでも[⑦　　　　　　　　]になりうる

➡[⑧　　　　　　　　]　＝気分が落ちこむ，意欲がわかないなどの症状

➡[⑨　　　　　　　　]　＝頭痛，腹痛，便秘や下痢をしやすいなどの症状

➡行動上の特徴　＝人前で過度に緊張する，周囲の目線が気になり行動が制限される，[⑩　　　　　　　　]など

▶世界保健機関(WHO)での精神疾患の主な分類(国際疾病分類)

器質性精神障害	[⑪　　　　　　]や高次脳機能障害など
精神作用物質使用による精神および行動の障害	アルコールや薬物などの使用で生じる感覚・記憶の異常や錯乱状態。＊新たに[⑫　　　　　　　　]などが分類予定
統合失調症	幻覚や妄想の「陽性症状」と感情のにぶりなどの「陰性症状」
気分(感情)障害	意欲や行動が減少する[⑬　　　　]病性障害と，行動が高ぶり進む「そう」と⑬の状態を繰り返す双極性障害などがある
神経症性障害，ストレス関連障害および身体表現性障害	対人恐怖などがある社交不安，パニック発作，強迫行為の繰り返し，[⑭　　　　　　]などの症状
生理的障害及び身体的要因に関連した行動症候群	[⑮　　　　　　](拒食・過食)，不眠症，性機能障害，産じょくに関連する障害，依存を生じない鎮痛剤や抗うつ剤の乱用
人格(パーソナリティ)および行動の障害	持続的でかたよった心理機能や行動様式など。対人関係に問題が生じることがある

キーワードチェック Keyword Check

次のキーワードの意味が正しければ○を，正しくなければ×をつけ，誤っているところに下線を入れよ。

(1)心の健康——身体的健康，知的健康，社会的健康，人間的健康があげられている　[　　]

(2)精神疾患——心理的，社会的，生物学的な機能の不調が原因で精神活動が不全の状態　[　　]

(3)心の不調——気分が落ちこむ，食欲がわかないなどの症状　[　　]

クイズ　働いておらず，家事を手伝わず，働く意思もない若者をどう呼ぶか？　①フリーター　②ニート　③アルバイト

年　月　日　検印

よみとき

図　精神疾患をわずらう患者数の推移と疾病別内訳（厚生労働省「患者調査」より作成）

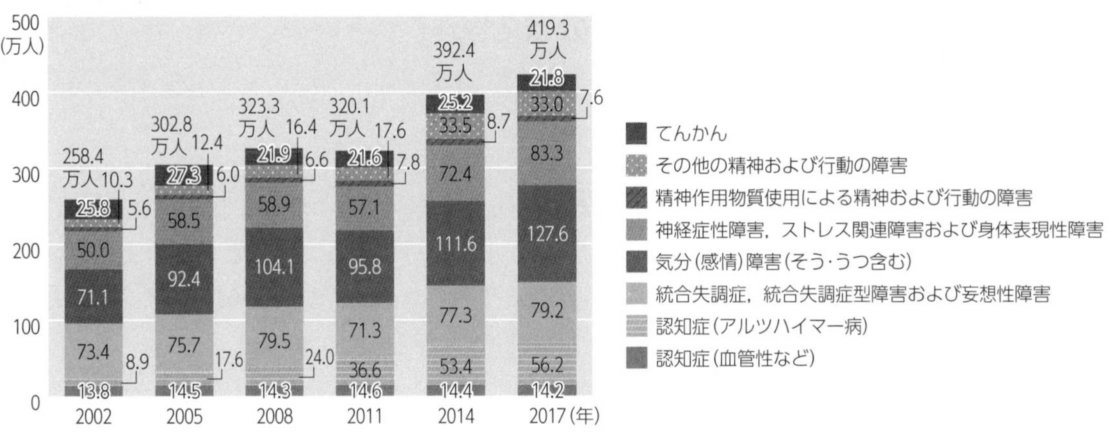

精神疾患で医療機関にかかっている患者数は，15年間では総数で160万人も増えている。うつ・そううつ病，神経症性・ストレス関連・身体表現性障害，統合失調症，認知症が多く，なかでもうつ病や認知症，ストレス関連障害が大きく増加している。精神疾患への対策としてどのように取り組むべきか，下の文章の空欄に，語群から２つ適切な語句を入れて完成させよう。

語群　体　心　健康　不調

精神疾患は何らかの環境変化によって，それまで(1　　)が健康であっても，だれもがかかりうるもので，若いうちの発病も多く，早期発見・治療が必要である。心や体の(2　　　　)に気づいたら，なるべく早く専門的な相談や治療を受け，ストレスをためないよう工夫する。

Note

④ 精神疾患は早期発見・治療が重要 ～精神疾患の予防と回復のために～

【教科書 p.42 ～ 43】

学習のまとめ

1 心の健康を保つには

▶ストレスと心身相関

・高校生の時期：さまざまな[①　　　　　　　　]を抱える

⇨環境の変化　➡体の変化，親や友人との関係，恋愛，勉強のプレッシャーなど

⇨過度のストレス　➡[②　　　　　　　]（他人より自分が劣っているという否定的感情）

➡[③　　　　　　　]（過敏性腸症候群，胃かいよう，月経不順など）

➡精神症状（精神疾患の特徴）　などとして現れる

・体と心の状態が相互に強く関係していること　＝[④　　　　　　　　]

▶心の健康を保つため　：自分の心身状態を日ごろから観察し，心や体の発するサインに気づく

⇨[⑤　　　　　　　　　]の正しい知識を身につけ，[⑥　　　　　　　　　]に適切に対処

・疲労やストレスなどの解消・緩和には　⇨食事や休養，睡眠を十分にとり，エネルギーを補給

⇨適切な運動や体ほぐしなどの[⑦　　　　　　　　　　　　　　　]も有効

2 精神疾患からの回復のために

▶精神疾患からの回復

・心身の不調　➡不安，抑うつ，焦燥，不眠，倦怠感などが強く，[⑧　　　　　]的に現れる

⇨不調に気づく　➡できるだけ早い専門的な相談や治療　➡[⑨　　　　　]が避けられる

・脳や体の機能の不調　⇨[⑩　　　　　　　　]による治療が有効

・心理的ストレスの軽減　⇨コミュニケーションを重視した[⑪　　　　　　　　]が有効

・いじめなど社会的要因が影響する問題　⇨[⑫　　　　　　　　]が有効

▶自殺の背景　：うつ病などの精神疾患が存在

⇨[⑬　　　　　]内科・精神科の医師，[⑭　　　　　]心理士や公認心理師など専門家へ相談

⇨大切な人を自殺で失った人にも適切な[⑮　　　　　]を受けられる配慮が必要

▶国際生活機能分類（ICF）　：2001年に世界保健機関（ＷＨＯ）で採択

・疾患や障害のある人　➡周囲や専門家の支援，社会制度の改善　⇨充実した生活

⇨あらゆる人を支え合う社会＝[⑯　　　　　　　　　　　　　　　　　　　　]

キーワードチェック Keyword Check

次のキーワードの意味が正しければ○を，正しくなければ×をつけ，誤っているところに下線を入れよ。

(1)ストレス――外界から何らかの刺激を受けて生じた体の状態　[　　]

(2)劣等感――他人よりも自分が劣っていると感じる否定的な感情　[　　]

(3)心身症――過度なストレスによって異変が現れる精神症状　[　　]

(4)心身相関――精神と心の状態が相互に強く関係していること　[　　]

(5)リラクセーション――緊張など身体的サイン認知のためや心身の緊張をほぐす技法　[　　]

＼クイズ／ 笑うことで脳が刺激され，体内に分泌されるホルモンはどれか？　①インスリン　②アドレナリン　③ドーパミン

よみとき

図 こんなタイプが心身症になりやすい

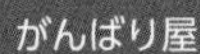

がんばり屋

何事にも一生懸命取り組み，疲れをみせないタイプ

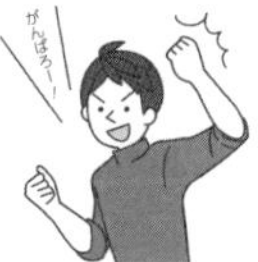

仕事中毒

仕事のことで頭がいっぱいなタイプ

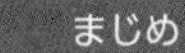

まじめ

どちらかというと融通の利かないタイプ

仕事
仕事
仕事

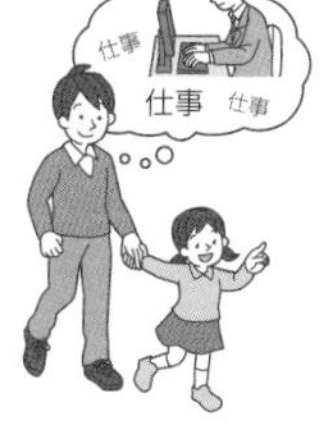

模範的

何をするにも模範的な行動を心がけるタイプ

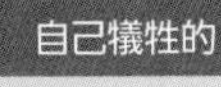

自己犠牲的

いろいろなことを一人で背負ってしまうタイプ

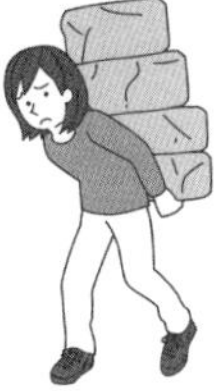

いやといえない

頼みごとをされると断りきれないタイプ

忙しいけど
仕方ない
いいよ
お願い!

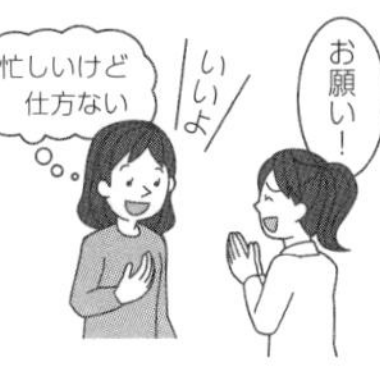

他人に気を使う

自分のことより他人にことさら気を使うタイプ

心身症になりやすいタイプに共通しているのは，自分を抑えるような傾向にあることで，周囲の期待に応えようと過剰に努力し，結果としてそれが大きなストレスになってしまうことが考えられる。また，大きな環境の変化のある，進学や転校，就職，結婚などの転換期に，体と心の異変に気をつける必要がある。いかに心身の不調と向き合うか，下の文章の空欄に，語群から 2 つ適切な語句を入れて完成させよう。

語群　公共　ストレス　専門　精神疾患

友人関係や勉強へのプレッシャーなどに過度なストレスを感じると，体の不調である心身症や，心の不調である(1　　　　　　)が現れるときがある。自分の不調に気づくこと，食事や休養，睡眠を十分にとること，心身の緊張をほぐすような運動をおこなうことなどが必要であり，それが続くときは，(2　　　　)的な機関へ相談したり，治療を受けたりすることが大切である。

Note

p. 28の答え…②

学習内容のまとめ ー保健編ー

教科書【p.46〜47】

第1章

第1節 健康の考え方

国民の健康状態の程度を([1])といいます。日本の健康指標をみると,([2])は戦後急速にのび,世界有数の長寿国となっています。その直接的な要因は,結核による死亡の減少で若年層の死亡率が低下したこと,([3])が1976年以降1けた台に低下したことなどがあげられます。

今日の高齢社会では,心身の健康を保ち,生きがいをもって,([4])(QOL)を重視した日常生活や社会生活を送ることが大切です。その基礎になるのが健康であり,積極的に健康を保持増進するプロセスを([5])といいます。

第2節 現代の感染症とその予防

([6])とは,病原体の感染によって生じる疾患の総称です。体に([7])や十分な抵抗力があれば,定着はしても発症しないことがあります。

性行為をとおして感染する病気を([8])といい,1回の性行為でも感染する危険性があります。HIV感染症は,HIV(ヒト免疫不全ウイルス)を病原体とし,体内に入ると免疫力を低下させます。HIV感染症が進むと,感染力の弱い病原体に感染するようになり,指標となる病気が確認されると,([9])(後天性免疫不全症候群)を発症したとされます。

第3節 生活習慣病などの予防と回復

([10])とは,不適切な食事,運動不足,睡眠や休養不足,喫煙や飲酒の習慣といった日常の生活習慣が原因となり,その発症や進行にかかわる病気の総称をさします。

一般に,健康のための運動には,([11])を毎日続けることがよいと考えられており,それに加え,柔軟性運動や,筋機能を高める([12])を組み合わせることで効果が上がります。

がん細胞を手術で取り除く([13]),抗がん剤などの薬物を使った([14]),放射線を利用した([15])などがあり,実際の治療では,複数の治療法が組み合わされておこなわれています。

第4節 喫煙,飲酒,薬物乱用と健康

たばこから立ちのぼる煙(副流煙)や,喫煙者が吐き出す煙(呼出煙)を吸ったまわりの人にも影響があることを([16])と呼びます。

アルコールを長期にわたって大量に飲み続けると([17])を,短時間に大量の酒を飲むと,([18])を引き起こします。

薬物を1回でも本来の目的以外に使用することを([19])といいます。薬物には耐性があるため摂取量が増え,やめようと思ってもやめられない([20])におちいります。たとえ薬物をやめ,精神疾患の症状が治まるまで回復しても,乱用時の感覚が突然よみがえる([21])が現

れることがあります。

第5節 精神疾患の予防と回復

脳の外側の（[22]　　　　　　）には，五感からの情報を受ける感覚野と，全身に随意運動の指令を出す運動野があり，各部の連絡によってスムーズな活動がおこなわれています。

人が必要なものを得るために，行動を起こそうとする現象を（[23]　　　　　）といい，何かを「したい」と思っても，「できない」状況や，何かを「したくない」と思っても避けられない状況では，（[24]　　　　　　）を感じます。

心が健康であった人が環境の変化などによって，いつでも，だれでも（[25]　　　　　　）にかかりうると考えられており，心や体の不調，行動上の問題などさまざまな形で現れます。その人の心理的，社会的，生物学的な機能の不調が原因となり，精神活動が不全になっている状態を意味します。

精神疾患の原因となる，脳や体の機能の不調には（[26]　　　　　）による治療が，心理的ストレスを軽減するにはコミュニケーションを重視した（[27]　　　　　）が，学校でのいじめなどの問題には（[28]　　　　　）などの援助を受けることが，回復や問題の解消，軽減に有効です。

公認心理師・臨床心理士とは

公認心理師は，2017年に新たに定められた国家資格です。その設置の背景には，心理職の専門資格を明確にし，活動の領域を広くして，心理職としての雇用の安定や質の向上をはかることがありました。公認心理師と臨床心理士には，心の問題を抱えている人やその周囲の人に対して，解決するための相談や助言，援助をおこなうことに大きな違いはありませんが，臨床心理士は民間の資格であり，研究・調査も目的としており，公認心理師は「心の健康」についての知識や情報の発信・提供をおこなうことも求められています。

公認心理師になるには，国家試験に合格する必要があります。その受験には一定の条件があります。まず4年制大学で指定科目を履修した後，大学院でさらに指定科目を履修するか，2年間の実務経験が必要となります（外国の大学では別の条件があります）。その条件をもって，はじめて公認心理師試験を受験することができます。実務経験とは，保健医療施設や福祉，教育，司法，産業分野の施設などでの経験です。また5年間の実務経験があり，講習会を受ければ公認心理師の国家試験を受験できるといった「経過措置」もあります。就職先としては，臨床心理士と同様に，スクールカウンセラーや医療機関での心理カウンセラー，民間企業での産業カウンセラーなどがあります。国家資格という立場から，より広い活躍が期待されています。

Note

Note

Note

Note

Note

Note

Note

Note

Note

Note

1 交通事故は被害者にも加害者にもなりうる ～交通事故と安全の確保～

【教科書 p.48 ～ 49】

学習のまとめ

1 交通事故の特徴とその原因

▶多発する交通事故

・10代の若者：死亡原因の約10％，　70歳以上の高齢者：死亡件数の約半数を占める

▶交通事故の原因　：[①　　]的要因，[②　　　　]的要因，[③　　　　]的要因

・①の要因　⇨[④　　　　　　　　]（運転中の携帯電話使用など）
⇨急ぐ心や興奮などの心理状況
⇨疲労による判断力や認知力，視力の低下
⇨高齢者の感覚・運動・判断など[⑤　　　　]的機能の低下が顕著＝事故多発

・②の要因　⇨雨や雪中での運転：[⑥　　　　]，暗い中の運転など：[⑦　　　　]帯が影響
⇨事故の多くは[⑧　　　　　]付近で起こりやすい
⇨重大事故はスピードが出る[⑨　　　　　　　　]で起こりやすい

・③の要因　⇨自動車の運転手には見えない[⑩　　　　]がある
⇨車の速度が速いほど停まるまでの[⑪　　　　　　　　]は伸びる
⇨大型車は左折時に[⑫　　　　　　]が大きく，自転車などを巻き込みやすい
⇨二輪車はバランスをくずして転倒する危険がある
⇨ブレーキやタイヤなどの[⑬　　　　　　　　]も事故の原因

2 運転する人の安全意識と責任

▶交通事故加害者の責任　：被害者やその家族にも肉体的，精神的，経済的苦痛をもたらす

⇨加害者はきびしい責任を負い，信用や生活そのものを失うこともある

・[⑭　　　　　　]の責任　＝法令違反事故で人を死傷させた場合　➡懲役や罰金

・[⑮　　　　　　]の責任　＝違反や事故の度合いに応じて
➡[⑯　　　　　　　　]の停止・取り消し，[⑰　　　　　　]などの行政処分

・[⑱　　　　　　]の責任　＝被害者やその家族に与えた損害に対して[⑲　　　　]する責任

⇨[⑳　　　　　　　　　　　　　]責任保険（自賠責保険）＝自動車保有者などに加入義務
➡⑳だけでは不十分　➡[㉑　　　　]の自動車保険の加入を推奨

キーワードチェック Keyword Check　次のキーワードの意味が正しければ○を，正しくなければ×をつけ，誤っているところに下線を入れよ。

(1)環境的要因――天候や時間帯，交差点や高速道路など交通事故が起こりやすい要因　[　　　]
(2)車両的要因――運転の際の死角や内輪差，停止距離の差，整備不良など車関連の要因　[　　　]
(3)刑事上の責任――法令違反事故で人を死傷させた場合に受ける懲役や罰金　[　　　]
(4)行政上の責任――違反や事故の度合いで受ける運転免許停止や罰金などの行政処分　[　　　]
(5)民事上の責任――被害者やその家族に与えた損害に対する補償　[　　　]

＼クイズ／ 運転免許保有者で過去５年間，無事故無違反の場合は何免許か？　①シルバー　②ゴールド　③ブルー

よみとき

図 日本の運転免許の保有者数と割合(警察庁資料，2019年)

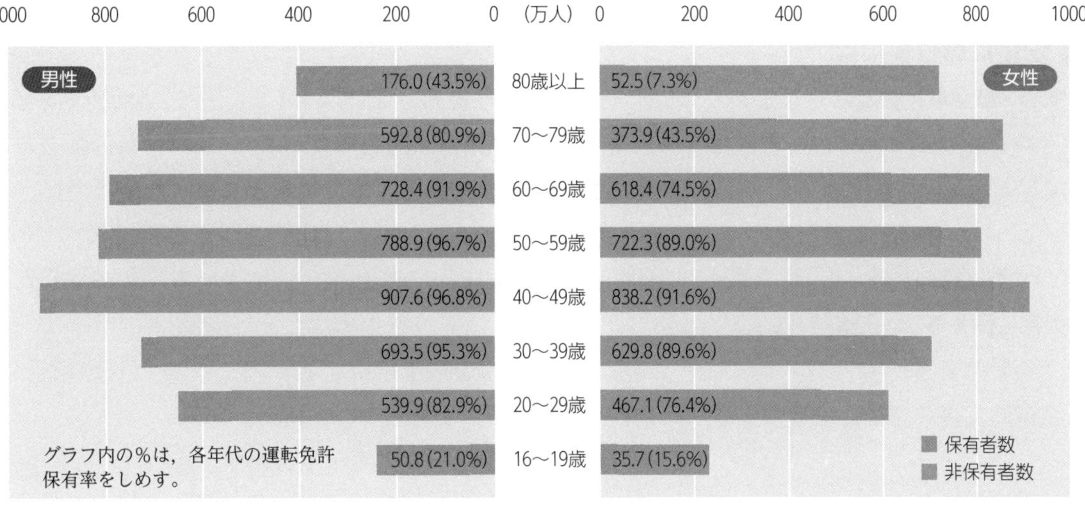

男性の運転免許保有率は84.4%，女性は65.8%で，2019年に初めて運転免許保有総数が減少した。これは，若年層を中心とした自動車運転離れがあり，40代前半までの運転免許保有数が減っていることと，高齢者が増えるため保有数はまだ減ってはいないが，高齢者運転の交通事故頻発によって，運転免許の返納が少なからず進んだことを意味している。高齢者の自動車運転に対する考え方について，下の文章の空欄に，語群から２つ適切な語句を入れて完成させよう。

語群　生理的　運動　更新　返納

高齢になれば判断・認知力などの(1　　　　)機能は低下し，運転事故の確率も高まるが，生活で車を必要とする場合もあり，運転免許証の(2　　　　)をためらう高齢者も多い。しかし，事故を起こしてからでは遅く，自家用車に代わる乗り物や制度の導入などが早急に求められる。

Note

２ 自助・互助・公助で備える　～安全・安心な社会づくり～

【教科書 p.50 ～ 51】

学習のまとめ

1 安全に暮らすには

▶**安心・安全な社会とは**　：まわりには交通事故，自然災害，犯罪など［①　　　　］が多くある

⇨安心して安全に暮らすには　➡災害・事故・事件の原因を知り，［②　　　　］な行動をとる

➡事故を起こさず，災害・事件に巻きこまれない社会に

＝［③　　　　　　　　］社会をつくる

⇨緊急時の［④　　　　　　　　］体制など社会的しくみを整備・充実させる

▶**災害に備える**　：地震や風水害など［⑤　　　　　　　　］を止めることは困難

⇨事前準備や［⑥　　　　　　　　］などで，被害を最小限にする＝［⑦　　　　］は可能

・自然災害が発生しそうなとき　⇨周囲の安全確認，［⑧　　　　］収集，

避難所や安全な場所にいち早く移動

・安全な社会をつくるには　⇨自ら安全確保に努力する＝［⑨　　　　］

互いに助け合って安全を確保する＝［⑩　　　　］

行政による安全政策＝［⑪　　　　］　：3つとも必要

2 安全・安心な社会へ向けた取り組み

▶**道路交通法や刑法による罰則の厳格化**　：近年の飲酒事故や携帯電話使用の事故増加に対応

⇨悪質な運転で人身事故を起こした場合　➡［⑫　　　　　　　　　　　　　　　　］適用

⇨自動車運転中の幅寄せなどの危険行為＝［⑬　　　　　　］運転へのきびしい罰則

▶**道路・車両の安全設備の充実・改善**　：交通事故の件数・死傷者は減っている

⇨道路の立体交差や自動車・歩行者の［⑭　　　　］信号などの交通政策

⇨自動車の安全性能を高めるための多くの［⑮　　　　　　　　］など

▶**安全な社会づくりのための施策**　：防災・防犯の観点から

⇨施設の耐震化，防犯灯・防犯カメラの設置，防災・防犯のための情報発信・共有，訓練

▶**多発する自然災害に対する対応**

⇨［⑯　　　　　　］から緊急時に高齢者等避難・避難指示・［⑰　　　　　　　　］が発令

⇨［⑱　　　　　　］から甚大な被害がせまっているとき　➡［⑲　　　　　　　　］が発令

キーワードチェック Keyword Check　次のキーワードの意味が正しければ○を，正しくなければ×をつけ，誤っているところに下線を入れよ。

⑴防災・防犯――事故を起こさず，災害や事件に巻きこまれないこと　［　　　］

⑵減災――災害に備えた準備や避難計画などで，被害をなくすこと　［　　　］

⑶自助――安全な社会をつくるため，自ら安全確保に努力すること　［　　　］

⑷互助――安全な社会をつくるため，互いに助け合って安全を確保すること　［　　　］

⑸公助――安全な社会をつくるための法律による安全政策　［　　　］

＼クイズ／ これまで日本列島に上陸した台風で，もっとも大きな勢力の台風名はどれか？ ①第2室戸　②伊勢湾　③ルース

よみとき

図 平成27(2015)年9月関東・東北豪雨(日光市)における特別警報等の発表状況(気象庁資料より)

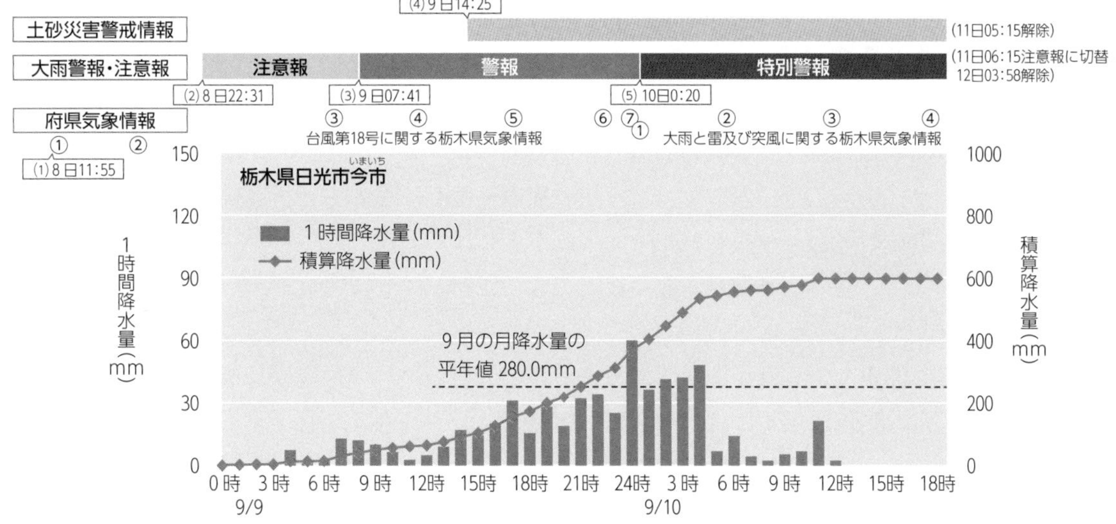

以下は当時の特別警報発表までの経緯である。(1) 9月8日11時55分から随時,「府県気象情報」発表(①～)。(2)22時31分に「大雨注意報」発表。(3) 9月9日7時41分に「大雨警報」発表。(4)14時25分に「土砂災害警戒情報」発表。(5) 9月10日0時20分に「大雨特別警報」発表。日光市では土砂くずれが起こり，下流の茨城県常総(じょうそう)市では鬼怒(きぬ)川の堤防が決壊した。多くの家屋が損壊，浸水し，死者も出す惨事となった。日光市での警報発表状況や雨量グラフから，いつ，どのように避難行動するのが適切なのか，下の文章の空欄に，語群から2つ適切な語句を入れて完成させよう。

語群　30　60　大雨警報　特別警報

特別警報が発表されたのは9月10日深夜0時20分であり，当時の1時間雨量は(1　　　)mmに達し，暗くて避難するのは大変危険である。(2　　　　　　)発表後の9日の日中には避難準備を済ませ，避難指定所に家族全員で，また地域の人に声もかけて避難を完了しておく。

Note

1 まずは反応の確認と呼吸の観察 ～適切な応急手当の手順～

【教科書 p.52 ～ 53】

学習のまとめ

1 応急手当とＡＥＤの効果

▶応急手当

⇨いつどこでも起こりうる事故・病気　➡居合わせた人が[①　　　　　　]をおこなう

⇨痛みや症状をやわらげ，[②　　　　]を防ぐ

・反応のない重症の場合　➡心肺蘇生や除細動などによる[③　　　　　　]が必要

➡傷病者発見後，できるだけ早く[④　　　　　　]に取り組む

▶ＡＥＤの効果

・突然起こる心停止　：心臓が細かくふるえる[⑤　　　　　　]が原因

⇨心臓を正常な動きに戻すには　➡心臓へ電気ショックを与える[⑥　　　　　]が有効

⇨[⑦　　　　　　](自動体外式除細動器)をいち早く使用

=心臓の状態を自動的に判断し，電気ショックを与える

2 応急手当の観察の手順

⇨倒れている人がいた場合　➡安全な場所へ移動　➡次の順序で反応を確認し，観察する

(1)反応の確認　➡傷病者の肩をたたく，大声で呼びかけるなどして[⑧　　　　]を見る

➡傷病者の反応があれば，[⑨　　　　　　]などをして観察を続ける

➡反応が見られない場合は，危険と判断し，周囲に[⑩　　　　]を求める

(2)周囲に状況を知らせる　➡周囲に協力を呼びかけ，119番通報や[⑪　　　　　]を手配

(3)呼吸の観察　：応援や救急隊が来るまでの対応

➡反応のない傷病者をあお向けにして[⑫　　　　]の有無を観察する

➡ふだんどおりの呼吸が見られない，その判断ができない場合

⇨[⑬　　　　　　　　]を開始する

➡ふだんどおりの呼吸が見られる場合

⇨[⑭　　　　　　　　]にして応援や救急隊などの到着を待つ

キーワードチェック Keyword Check

次のキーワードの意味が正しければ○を，正しくなければ×をつけ，誤っているところに下線を入れよ。

(1)応急手当――事故や病気で倒れた人を，その場に居合わせた人が反応や呼吸の確認をしたり，心肺蘇生や除細動などの人工呼吸の処置などをおこなったりすること　[　　]

(2)心室細動――突然起こった心停止の際に，心臓が細かくふるえる状態　[　　]

(3)除細動――心臓を正常な動きに戻すために与える心電図解析のこと　[　　]

(4)ＡＥＤ――心臓の動きが正常でないと自動的に判断し，電気ショックを与える救命器具　[　　]

(5)回復体位――救急隊が到着するまでの間，傷病者がふだんどおりの呼吸をしている場合にとらせる姿勢　[　　]

クイズ　応急措置の別の言い方はどれか？　①ファーストサイン　②ファーストエイド　③ファーストミニッツ

よみとき

図 応急手当の実施と救命効果の推移（総務省消防庁「救急救助の現況」2019年）

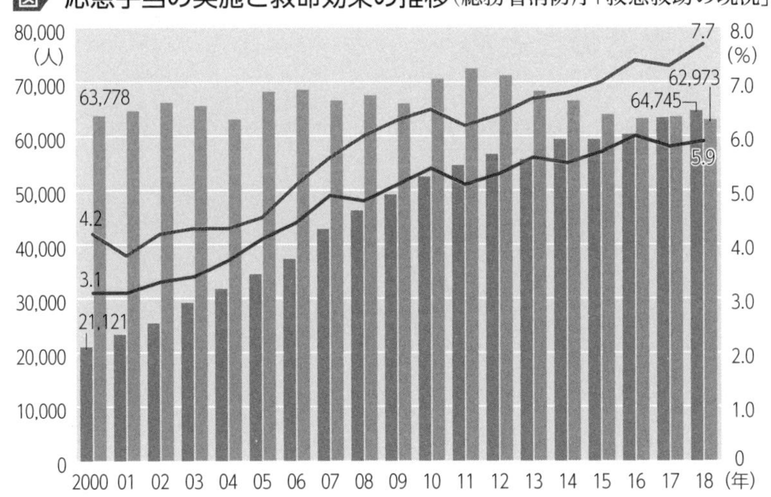

上の図は，事故や病気で倒れている人が心肺停止状態のとき，居合わせた一般市民が応急手当を実施した場合と，実施されなかった場合の傷病者数との１か月後の生存率を比べたものである。ＡＥＤの普及などで一般市民の応急手当の意識は高まり，応急手当の実施が増えてきた。１か月後の生存率を比べると，応急手当を実施したほうが生存率は高い。心肺停止の人が居た場合，どのような行動をすべきか，下の文章の空欄に，語群から２つ適切な語句を入れて完成させよう。

語群　救急車　ＡＥＤ　胸骨圧迫　応急手当

心肺停止の人が居た場合，安全な場所へ移動させ，119番通報と（1　　　　）を手配する。ふだんの呼吸が見られないときは（2　　　　）を開始する。ＡＥＤが届いたら，音声ガイドにしたがって使用を開始する。このように私たちも救命に参加することが求められている。

Note

２ 救命率を高める胸骨圧迫とＡＥＤ 〜心肺蘇生法の実践〜

【教科書 p.54 〜 55】

学習のまとめ

1 心肺蘇生法とは

▶**心肺蘇生法**　：心臓と呼吸が止まる心肺停止状態の傷病者を救命する際におこなう処置

・胸骨圧迫　＋　気道確保と人工呼吸　＝　[①　　　　　　　　]

・①　＋　ＡＥＤを使った[②　　　　　　　]　＝　[③　　　　　　　　　]

2 心肺蘇生法の実践方法

▶**胸骨圧迫**

⇨傷病者に呼吸が見られない場合におこなう　＝[④　　　　　　　　　]

⇨傷病者を硬くて平らな場所に，あおむけで寝かせて，次の順序でおこなう

(1)胸骨の下半分に手のひらの基部を置き，もう一方の手を重ねて指を組む

(2)両ひじを伸ばし，傷病者の胸に垂直に体重をかけて胸骨を押す

(3)成人で約[⑤　　]cmくらい沈むように押す

圧迫と圧迫の間は胸が元の高さに戻るのを確認して，次の圧迫をおこなう

１分間に[⑥　　　　　　　　　]回のペースで，できるかぎり中断せずにおこなう

▶**ＡＥＤの使用**　：ＡＥＤが手元にすぐに届かないときは，胸骨圧迫や人工呼吸を繰り返す

⇨ＡＥＤが届いたら次の順序で使用を開始する

(1)ＡＥＤを傷病者の頭の近くに置き，電源を入れる

(2)傷病者の上半身にＡＥＤの[⑦　　　　　　　　　　　　]を貼りつける

(3)[⑧　　　　　　]の自動解析後，必要に応じ[⑨　　　　　　　　　　　　　　]をおこなう

(4)電気ショック後再び[⑩　　　　　　　　　]を開始し，音声ガイド通り⑨と⑩を繰り返す

(5)傷病者が動き出す，息を始める，医師や[⑪　　　　　　　]と代わるまで⑨と⑩を続ける

▶**気道確保と人工呼吸**　：人工呼吸をする技術と[⑫　　　　　]のある場合(感染症対策をとる)

⇨胸骨圧迫を30回した後，[⑬　　　　　　　　　]して人工呼吸を２回おこない、繰り返す

(1)傷病者をあおむけにし，衣服をゆるめ呼吸しやすくする

(2)舌で気道をふさがないように下あごを持ち上げ，頭を後屈させ，[⑭　　　　]を確保

(3)傷病者の鼻をつまみ，傷病者の口を自分の口でおおって，約[⑮　　]秒間息を吹きこむ

(4)傷病者の胸が上がるのを確認し，口を離し，息が自然に出るのを待って次をおこなう

キーワードチェック *Keyword Check*　次のキーワードの意味が正しければ○を，正しくなければ×をつけ，誤っているところに下線を入れよ。

(1)心肺蘇生法――胸骨圧迫，気道確保と人工呼吸，応急手当をあわせた救命措置　[　　　]

(2)胸骨圧迫――心拍がない場合におこなう胸骨を手で押す救命法　[　　　]

(3)気道確保――人工呼吸をする際に舌が気道をふさがないよう頭を後屈させる方法　[　　　]

(4)人工呼吸――呼吸がないとき傷病者の口へ息を吹きこむ救命法　[　　　]

＼クイズ／ 119番通報から救急車が到着するまでの全国平均時間はどれか？　①４〜５分　②８〜９分　③12〜13分

よみとき

図 心肺停止の発生場所（病院外）　図 心肺停止傷病者に対してＡＥＤ利用の場合の社会復帰率
（両図とも総務省消防庁「救急救助の現況」2019年）

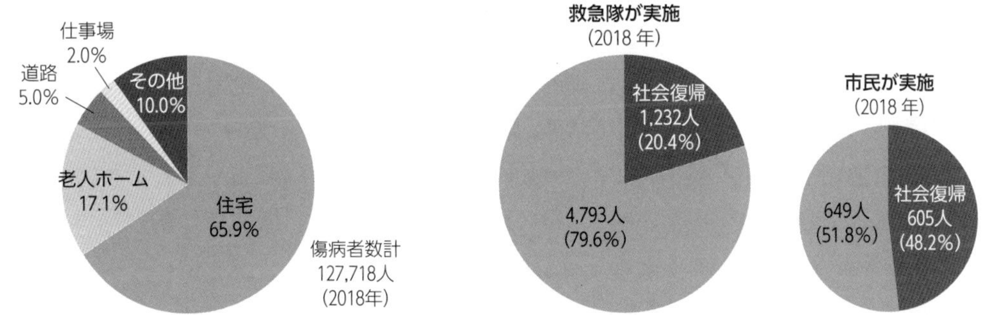

上の２つの図は，病院外での心肺停止の発生場所と，心肺停止の傷病者に対して救急隊と一般市民がＡＥＤで電気ショックを与えた場合の社会復帰率を示したものである。心肺停止の発生場所は圧倒的に住居内が多い。近年，公共施設や会社にＡＥＤが設置された例は多いが，住居内設置の普及は進んでいない。また，救急隊が来る前に居合わせた一般市民がＡＥＤを利用して救命措置をしたほうが社会復帰率は高い。心肺停止した人を助けるため，今後の社会環境をどう進めればよいかを示した下の文章の空欄に，語群から２つ適切な語句を入れて完成させよう。

語群　気道確保　救急病院　ＡＥＤ　胸骨圧迫

自宅で心肺停止になる人が多い現状から，自宅からもっとも近い場所にある（1　　　　　）を調べておくこと，いざというときに私たちはＡＥＤが使えるように，また呼吸停止に対しても（2　　　　　）ができるように，日ごろから意識を高め，対策しておくことが大切である。

Note

3 症状に応じた手当 ～日常的な応急手当～

【教科書 p.56 ～ 57】

学習のまとめ

1 日常起こるけがなどの手当

▶**日常起こるけが**　：擦り傷・切り傷・打撲傷・鼻出血・やけど・捻挫・脱臼・骨折・腱断裂など

・けがの観察　➡傷や[①　　　　]の状態，腫れ具合，[②　　]感，痛みの程度，変形，顔色など

⇨けがの種類や状態を適切に判断　➡[③　　　　　　　　]がしやすく，悪化を防げる

＊あくまでも応急の手当であり，早い時点で[④　　　　]機関で診察

▶**出血に対する手当**　：出血があるとき　➡[⑤　　　　　　　　　　　]で[⑥　　　　]する

⇨清潔なハンカチやガーゼを利用(処置では傷病者の[⑦　　　　]に直接触れない)

・[⑧　　　　]からの出血　＝鮮紅色で拍動をともなう　➡すばやい[⑨　　　　]が必要

・にじむような出血　➡水で洗って，手当をおこなう

▶**骨折に対する手当**　：変形やみるみるうちに腫れた場合　➡[⑩　　　　]の可能性が高い

・傘や定規，丸めた雑誌や新聞紙　➡[⑪　　　　]として利用し，包帯や三角巾で固定

▶**打撲・捻挫の手当**　：腫れや熱感，内出血が見られたとき　➡[⑫　　　　]で冷やす

・氷で直接冷やさず，ビニール袋やタオルを併用　➡冷却後，包帯などで[⑬　　　　]する

▶**やけどの手当**　：すぐに患部を[⑭　　　　]で冷やす(洗面器やバケツに水を流して冷やす)

▶**のどに食物が詰まったときの手当**　：餅などがのどに詰まり，窒息を起こしたときの対応

⇨咳をさせ，自分で胸をたたかせて吐き出させる(無理な場合は順次下の方法へ)

⇨肩甲骨の間を手のひらでたたいて吐き出させる　＝[⑮　　　　　　　　　]

⇨へその上に後ろから手をまわして握り突き上げる＝[⑯　　　　　　　　　　　]

2 熱中症の予防と手当

▶**熱中症とは**　：高温多湿の環境やはげしい運動・作業で[⑰　　　　　　　　]が機能しない

⇨体内に熱がこもり，めまいや失神，筋けいれん，高体温，意識障害などの症状が現れる状態

＝[⑱　　　　　　]　➡症状によっては重い障害が残り，死につながることもある

⇨日中35℃をこえる[⑲　　　　　　]や，夜間でも熱中症にかかる[⑳　　　　　　]が増加

▶**熱中症の予防**　⇨適度な休息(屋内外問わず)，[㉑　　　　]を含む水分をこまめに補給

▶**熱中症の手当**　⇨風通しのよい場所へ移動，水分を与える，わきの下やももの付け根を冷やす

キーワードチェック *Keyword Check*　次のキーワードの意味が正しければ○を，正しくなければ×をつけ，誤っているところに下線を入れよ。

(1)直接圧迫法――出血があるとき患部をガーゼなどで押さえて固定する方法　[　　]

(2)背部叩打法――のどに物が詰まった人の背中を手でたたいて吐き出させる方法　[　　]

(3)腹部突き上げ法――のどに物が詰まった人の背後から手をへその上にまわして握り，突き上げて吐き出させる方法　[　　]

(4)熱中症――高温多湿下や運動などで水分調節が機能せず，めまいなどが現れる症状　[　　]

クイズ　次の飲み物のうち熱中症予防により適しているものはどれか？　①紅茶　②コーヒー　③麦茶

よみとき

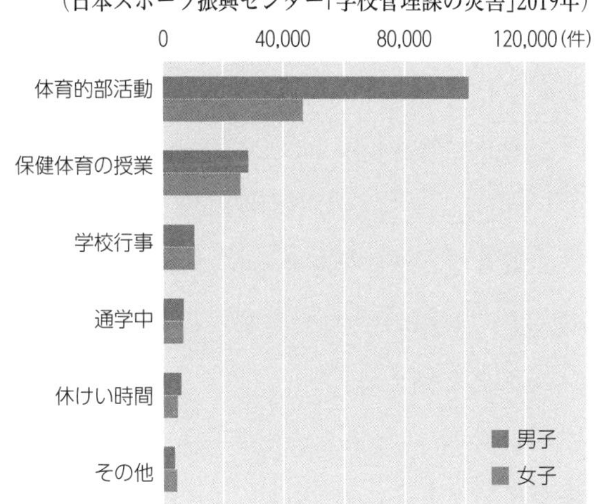

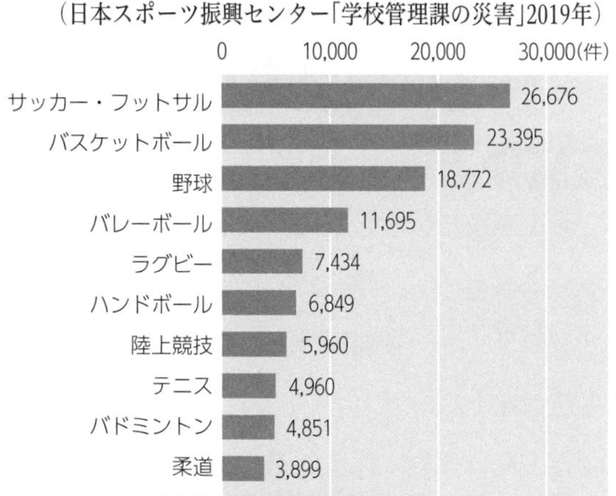

左図からは，負傷･疾病が生じるのは体育的部活動時が圧倒的に多く，次いで保健体育の授業時，学校行事（競技･球技大会，体育祭，修学旅行など）に多いことがわかる。右図からは，サッカー･フットサルやバスケットボール，野球など球技種目の部活動に負傷が多いことがわかる。事前にどのような対策をすれば，けがの発生を減らすことができるか，下の文章の空欄に，語群から2つ適切な語句を入れて完成させよう。

語群　練習　トレーニング　応急手当　心肺蘇生

体育的部活動や体育の授業で，状況別にどんな負傷が多いのかを知り，正しいウォーミング・アップや（1　　　　　　　　）をおこない，対処方法や対策を事前に理解しておく。自分やまわりにけがなどが生じた際は，素早く（2　　　　　　　　）をし，医療機関で診察を受ける。

Note

学習内容のまとめ ー保健編ー

教科書【p.62 ～ 63】

第2章

第1節 安全な社会づくり

交通事故の原因として，交通違反，急ぐ心などの心理状況，判断力や認知力，視力の低下などの([1] 　　　)要因，天候や時間帯，交差点，高速道路といった([2] 　　　)要因，運転手に見えない死角，速度超過による停止距離の伸び，大型車の左折時の内輪差や整備不良による([3] 　　　)要因などがあります。

交通事故の加害者には，法令に違反する事故で他人を死傷させた場合，懲役や罰金が科される([4] 　　　)の責任，違反や事故の度合いに応じ，運転免許の停止や取り消し，反則金などの行政処分を受ける([5] 　　　)の責任，被害者や家族などに与えた損害に対し，賠償する([6] 　　　)の責任が生じます。

私たちのまわりには，交通事故，自然災害，犯罪といった危険が多くあります。安心して安全に暮らすには，事故を起こさず，災害・事件に巻きこまれない([7] 　　　)社会をつくることが大切です。

地震や風水害の発生を止めることは困難ですが，災害に備えた事前準備や避難計画など，知恵と協力によって被害を最小限にすることは可能です(([8] 　　　))。そのためには，自ら安全確保に努力する([9] 　　　)，互いに助け合い安全を確保する([10] 　　　)，行政による安全政策である([11] 　　　)が必要であり，いずれが欠けても社会の安全確保は困難です。

第2節 応急手当

事故や病気の場合，居合わせた人が([12] 　　　)をすることで，傷病者の痛みや症状をやわらげ，悪化を防ぐこともできます。また，突然起こる心停止は心臓が細かくふるえる([13] 　　　)が原因のことが多く，心臓への電気ショックを与える([14] 　　　)が有効です。心臓の状態を自動的に判断し，電気ショックを与える([15] 　　　)(自動体外式除細動器)をいち早く使用することで，救命効果が高まります。

心肺停止状態となった傷病者を救命する際におこなう，([16] 　　　)，気道確保と人工呼吸を心肺蘇生といい，自動体外式除細動器を使った除細動をあわせて([17] 　　　)と呼び，呼吸がない場合，すばやく始める必要があります。

日常起こるけがの際，傷や出血の状態，腫れ具合，熱感，痛みの程度，変形，顔色などを観察し，けがの種類と状態が適切に判断できると，([18] 　　　)がしやすく，けがの悪化が防げます。

高温多湿の環境下，または環境条件は悪くなくても，はげしい運動・作業で体温調節がうまくいかず，体内に熱がこもり，めまいや失神，筋けいれん，高体温，意識障害などの症状が現れる状態を([19] 　　　)といいます。

その予防のためには，屋内外にかかわらず適度な休息をとり，([20] 　　　)を含むこまめな水分補給が必要です。体温の上昇があるときは，氷で首，わきの下，太ももものつけ根を冷やします。

p. 52の答え…③

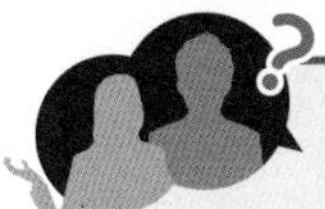

救急救命士とは

　1992年に救急救命士制度が創設されるまで，消防署の救急隊員による人工呼吸や止血などの応急処置以外の医療行為が認められていなかったため，救急車で運ばれる間に手遅れとなるケースが多くありました。この制度の導入によって，医師の指示と家族の同意で，気道確保や電気ショック処置，呼吸を確保する器具の使用などができるようになりました。2004年に気管内挿(そう)管(かん)，2006年からはアドレナリン注射も認められました。これらの特定行為の拡大について，今後，救える命はまだあるとの解釈のもと，議論は進んでいます。2019年現在，救急救命士の資格をもつ人は約38,000人で，うち救急隊員は27,000人を占め，増加傾向にあります。

　救急救命士になるには何通りか方法があります。救急救命士は国家資格であり，国家試験に合格する必要があり，国家試験を受けるためには，高校または大学・短大・専門学校卒業後，地方公務員である消防官の採用試験を受けて消防官となり，救急隊員として５年か，2000時間の実務経験を経て，救急救命士養成校に６か月通ってから国家試験を受けることができます。また，高校卒業後に先に救急救命士養成校へ２年通い，国家試験に合格してから消防官の採用試験を受け，消防署に勤務する方法もあります。いずれにしても消防署への勤務が必要ですが，救急救命士の資格がなくても，救急車への同乗はできます。

救急救命士になるには

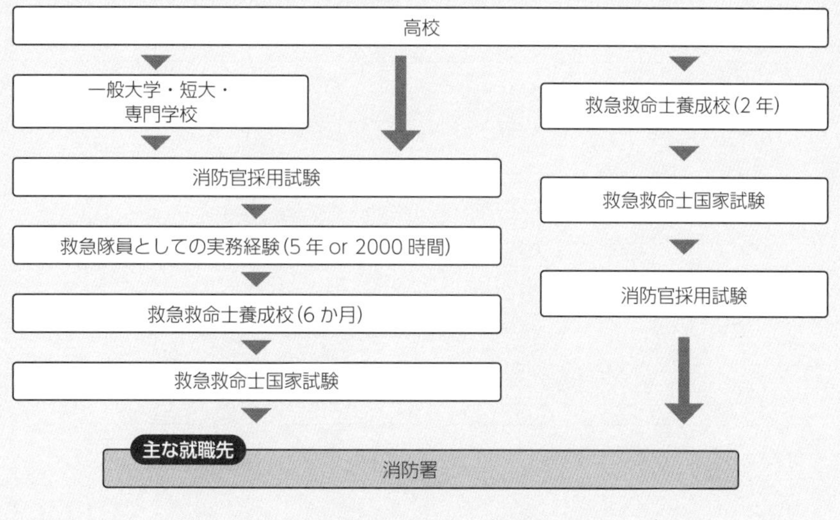

Note

Note

Note

Note

1 性への意識・行動には個人差がある ～思春期と健康～

【教科書 p.64～65】

学習のまとめ

1 ライフステージと青年期

▶ライフステージ　：人生の過程を心身の成長・発達や社会的役割から，数段階に分けたもの

⇨各段階での社会的環境に応じた[①　　　　　　　]　⬅適切に対応していく必要

幼年期	身体機能が発達する時期。[②　　　　]や生活習慣を形成
少年期	[③　　　　　]の機能が発達する時期。社会参加への準備の段階
[④　　　　　]	子どもから大人への移行期。心身の発達とともに心理・行動面が変化
壮年期	社会的に活発な時期。仕事などの[⑤　　　　　　　]が多い時期
中年期	人生が充実してくる時期。身体機能の低下・生活習慣病が現れやすい
高年期	余生を楽しんで過ごす時期。老化が進み，健康不安などがみられる

▶[⑥　　　　　　]　＝子どもから大人への過渡期

⇨高校生活を送る青年期　➡[⑦　　　　　　　　]が完成

＊自分の行動への責任感・互いの[⑧　　]を尊重する態度が必要　＊生活習慣確立の出発点

2 思春期の心の成長と性意識の変化

▶高校生の時期　：自分の性格や能力が気になり，将来の[⑨　　　　]を考え，悩む

多くのことに関心をもち，[⑩　　　　　　　　　　]もする

⇔喫煙・飲酒・薬物乱用などへの好奇心による行動や無理なダイエット

➡心身の重大な[⑪　　　　　　　　]を引き起こす

⇨一人で悩みを抱えず，[⑫　　　　　　　　　　　　　]などを活用

⇨友人に相談，自分で考え行動　➡[⑬　　　　　]の確立へ

▶性への意識や行動の変化　：性に対する関心や欲求には[⑭　　　　　　]が大きい

⇨相手の意思に反し，性的な言葉や行為で不快や不安な状態に追いこむこと

＝[⑮　　　　　　　　　　　　　　　　　　　　　　]が社会問題

⇨性に関する情報　：マスメディアやインターネットに誤った，[⑯　　　　　]なものがある

キーワードチェック Keyword Check

次のキーワードの意味が正しければ○を，正しくなければ×をつけ，誤っているところに下線を入れよ。

(1)ライフステージ――人生の過程を心身の発達や社会的役割から数段階に分けたもの　[　　　]

(2)思春期――一次性徴の始まりから性機能がほぼ完成するまでの期間で，心身とも子どもから大人への過渡期　[　　　]

(3)青年期――ライフステージにおける子どもから大人への移行期で，二次性徴が完成し，心身の発達とともに心理・行動面が変化する時期　[　　　]

(4)二次性徴――思春期に性ホルモンの働きで生殖器以外にも個人差が現れること　[　　　]

(5)自我――成長する過程で，自分で考え行動することで確立される自分という自覚　[　　　]

クイズ　15～19歳でもっとも多い死因はどれか？　①不慮の事故　②心疾患　③自殺

年　月　日　検印

よみとき

図 若者(13〜29歳)の悩みや心配ごと(2018年)(内閣府「子供・若者白書」2019年)

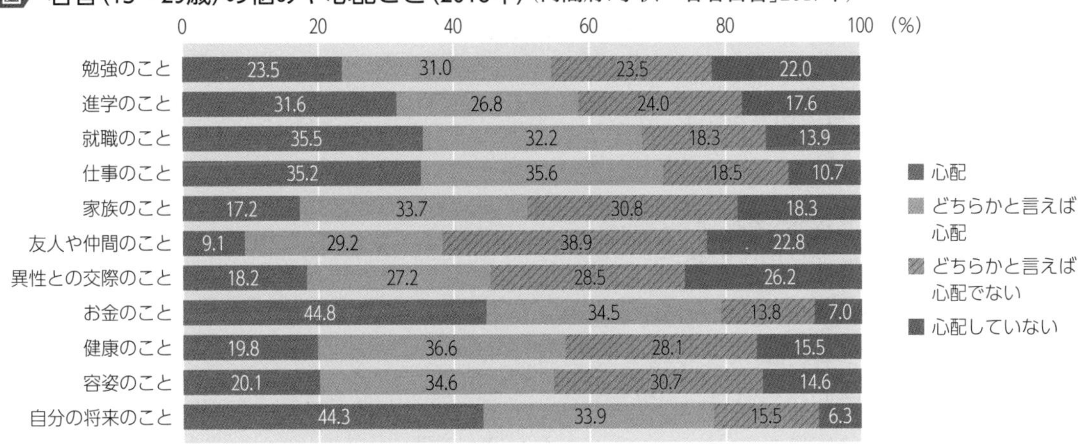

「心配」「どちらかといえば心配」と回答したのがもっとも多かったのは「お金のこと」で79.3%，次に「自分の将来のこと」78.2%，「仕事のこと」70.8%の順であった。なお，「進学のこと」「勉強のこと」は，5年前の2013年に比べて，それぞれ6%程度低くなっている。悩みや不安を抱えたとき，どのように対処すればストレスなどを軽減できるだろうか。文章の空欄に，語群から2つ適切な語句を入れて完成させよう。

語群　医師　カウンセラー　成長期　青年期

(1　　　　　)の時期はだれでも，欲求不満や葛藤にうまく対応できず，不安感に悩まされ，心身症や精神疾患，引きこもりなどが起こりやすい。決して異常ではなく，一人で悩みを抱えず，話しやすい友人や家族，先生，専門的な(2　　　　　)にまず相談してみる。

Note

2 性の違いを理解し，互いに尊重し合う　～思春期の体と健康～

【教科書 p.66～67】

学習のまとめ

1 男女の体の変化

▶**男性の体の成長**　：思春期に見られる[①　　　　　　　　　]でのさまざまな変化

・外見的な変化　➡声変わりや筋肉の発達　など

・生殖器の発達　➡精巣（睾丸）内で[②　　　　　]を生成

➡②は前立腺や[③　　　　　　]からの分泌物とともに[④　　　　]になる

⇨性的に興奮すると　➡陰茎が勃起し，尿道から[⑤　　　　]される

▶**女性の体の成長**　：二次性徴で見られる変化

・外見的な変化　➡脂肪の増加，乳房が大きくなる，体が丸みを帯びてくる　など

・生殖器の発達　➡卵巣から[⑥　　　　　]が25～38日周期で[⑦　　　　]される

➡[⑧　　　　　　　　　]がしだいに厚くなり，はがれて[⑨　　　　]となる

⇨[⑩　　　　　　　　　　]の作用で⑨が出現

＊初めての月経＝[⑪　　　　　]（初潮）から数年間は月経周期が不規則（個人差）

➡心身の状態で影響を受けることがある

⇨精神的なストレスや無理な[⑫　　　　　　　　　　]

➡卵巣や子宮の発育がさまたげられ，無排卵や無月経に

＊月経周期には低体温期と高体温期がある　➡[⑬　　　　　　　　]を測る

➡およその[⑭　　　　　　]がわかる

2 責任ある行動をするために

▶**望まない妊娠**　：生殖機能が備わると，性行為によって[⑮　　　　　]が可能

⇨自分勝手な衝動で性行動　➡[⑯　　　　　　　　　　　]など重大なトラブル

⇨適切な予防対策をとらない　➡[⑰　　　　　　　　　]や不妊など今後に大きな影響

＊男女の心と体の成長と変化を理解し，自分勝手な行動や衝動を抑えること

＊交際のエチケットと思いやりをもち，互いの気持ちや意思を確認し，尊重し合うことが大切

キーワードチェック Keyword Check　次のキーワードの意味が正しければ○を，正しくなければ×をつけ，誤っているところに下線を入れよ。

(1)射精――精巣内で作られた精子が精のうや前立腺からの分泌物とともに精液となり，性的に興奮したときに尿道を通って精液が出されること　[　　]

(2)排卵――子宮から卵子が25～38日の周期で排出されること　[　　]

(3)月経――排卵後，子宮内膜がしだいに厚くなり，やがてはがれて出血すること　[　　]

(4)基礎体温――運動や精神的刺激で体温が上がるのでなく，生体が本来もつ体温　[　　]

(5)望まない妊娠――妊娠を望んでいないのに，妊娠が可能な生殖機能をもちながら正しい不妊をおこなわず，性行為をおこない，妊娠をしてしまうこと　[　　]

＼クイズ／ 女性の基礎体温が上がるのはいつか？　①排卵前　②排卵後　③月経が始まった時

よみとき

図 妊娠を望まない避妊の方法（16〜49歳女性）
（北村邦夫「男女の生活と意識に関する調査」2016年）

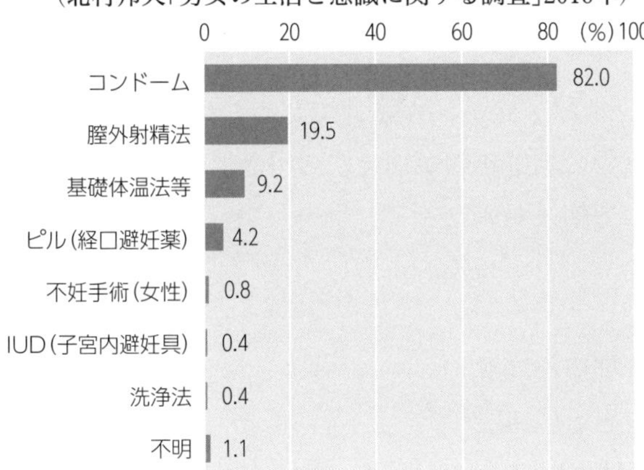

図 女性が避妊をしなかった理由
（バイエル製薬，2011年）

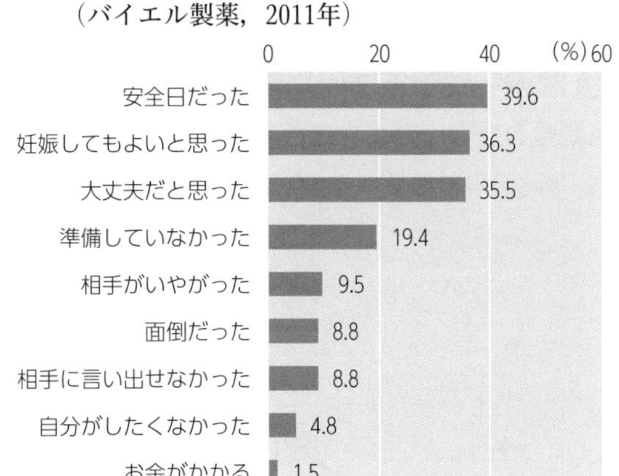

左図では，避妊方法でコンドームが82％を占めるが，ピル（経口避妊薬）は4.2％と浸透しておらず，避妊効果が確実でない膣外射精法や基礎体温法（基礎体温の変化や月経周期から排卵日を推測し，その前後は性交しない方法）が２位，３位を占めており，大きな問題である。右図からは，避妊をしない理由として，安全日だった，大丈夫だと思ったなど不確実な理由が多く，相手がいやがる，言い出せないなど男性に問題があるものも多いことがわかる　妊娠を望まないとき，互いにどう対処すればよいか，文章の空欄に，語群から２つ適切な語句を入れて完成させよう。

語群　意思表示　説明　ホルモン　行動・衝動

妊娠を望まないときの避妊は男女互いの協力が必要であり，男性は性（1　　　　　　）を抑え，相手を思いやり，交際のエチケットを守ること，また女性も自ら確実な避妊方法を選択するとともに，異性へもはっきりと避妊の（2　　　　　　）をおこなうことが大切である。

Note

③ パートナーと協力して支える健康　～ 結婚生活と健康 ～

【教科書 p.68 ～ 69】

学習のまとめ

1 健康な結婚生活のために

▶**結婚の成立**　：男女とも満[①　　　]歳になると[②　　　　]が法律で認められる

⇨2018年に民法改正(2022年４月施行)　➡女性の結婚年齢が16歳から引き上げられた

➡[③　　　　　　]を役所に提出することで結婚が成立

➡互いに精神的・経済的・社会的な[④　　　　]が必要

➡[⑤　　　　]　＝結婚生活の基盤

➡定期的な[⑥　　　　　　　　]で互いの健康を理解

➡新しい生命の誕生の際は，協力して心身とも健康な[⑦　　　　　　　　]を整える

▶**結婚年齢と出産の関係**　：日本の平均初婚年齢は男女とも[⑧　　　　]なる傾向

・女性の妊娠・出産　⇨年齢によって[⑨　　　　　　　　　]が違う

➡25～29歳で⑨がもっとも[⑩　　　　]＝母体や胎児に異常が起こりにくい

➡若年齢や高年齢では⑨が[⑪　　　　]＝若年齢：生殖器の働きやホルモン分泌が未熟

＝高年齢：加齢で生殖器の働きなどが機能低下

2 家族と健康

▶**乳幼児がいる場合**　➡乳幼児の栄養バランスや睡眠時間にも注意が必要

➡感染症への[⑫　　　　　　]も弱く，[⑬　　　　　　　　]を受ける

▶**高齢者がいる場合**　➡[⑭　　　　]による心身機能の低下　⬅十分な注意が必要

⇨家族が健康に過ごせるように，正しい[⑮　　　　　　　　]が大切

▶**急増するＤＶと児童虐待**　：事態は深刻

・ＤＶ＝[⑯　　　　　　　　　　　　　　　　　　　　　　　　]

⇨配偶者や恋人などから，ふるわれる暴力(言葉も含む)　：被害者の多くは女性

・[⑰　　　　　　　　　]　⇨子どもへの身体的・性的虐待，育児放棄，心理的虐待など

＊まわりの人が気づき，すぐに警察や相談所などへ連絡　＝被害を最小限にとどめる

キーワードチェック Keyword Check

次のキーワードの意味が正しければ○を，正しくなければ×をつけ，誤っているところに下線を入れよ。

⑴結婚――日本の法律では，男女とも満18歳になると結婚が認められ，結婚届を役所に提出して結婚が成立する　[　　]

⑵自然死産率――妊娠中に人工的処置を加えたことで死産にいたった場合以外の自然な死産で，出産数1000に対する割合　[　　]

⑶ドメスティック・バイオレンス――ＤＶとも呼ばれ，配偶者や男性などからふるわれる，言葉を含む暴力　[　　]

⑷児童虐待――子どもに対する身体的・性的・心理的虐待や育児放棄など　[　　]

＼クイズ／ 成人年齢が18歳に引き下げられて可能になるのはどれか？　①飲酒　②各種契約　③競馬

よみとき

図 結婚の障害になるものは（2015年）
（国立社会保障・人口問題研究所「出生動向基本調査」）

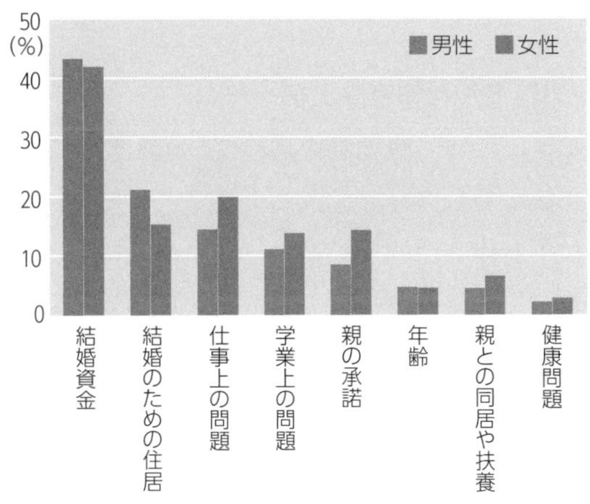

図 夫婦が理想の子ども数をもたない理由（2015年）
（国立社会保障・人口問題研究所「出生動向基本調査」）

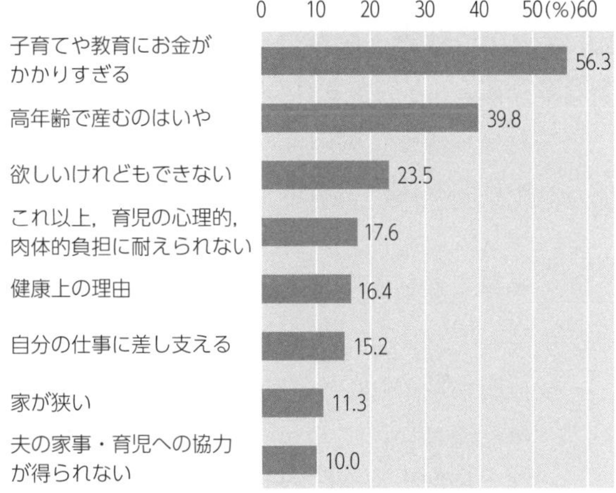

左図は，結婚の意思のある男女の未婚者に1年以内に結婚するとしたら何か障害はあるかと尋ねたもので，男女とも結婚資金の理由がもっとも多く，結婚後の住居とともに経済的な理由が大きいが，仕事上の理由も多い。右図では，子育てや教育費の負担の理由がもっとも多く，育児への心理的・肉体的不安など経済的・社会的な理由が多い。結婚して理想の子どもの数を産む場合，何を改善すればよいか，文章の空欄に，語群から2つ適切な語句を入れて完成させよう。

語群　家族　パートナー　子育て　就業

結婚して理想とする子どもの数を産んで育てる社会をつくっていく場合には，女性が結婚・出産後も活躍しやすくし，(1　　　　)支援もしっかりさせること，(2　　　　)が協力して家事・育児を分担できる社会やしくみを形成していくことが大切である。

Note

4 母子の健康にはまわりのサポートが大切 ～新しい生命の誕生～

【教科書 p.70～71】

学習のまとめ

1 受精から妊娠・出産へ

▶**妊娠の成立**　：排卵された１個の[①　　　　]　➡卵管采から卵管膨大部へ移動
　⇨性交によって膣内に放出された何億個もの[②　　　　]　➡卵管を通って500個ほどに
　　➡卵管膨大部で通常１個の①に１個の②が入りこんで合体　＝[③　　　　]
　　➡[④　　　　]　：細胞分裂を繰り返しながら約１週間で[⑤　　　　]へ運ばれる
　　➡厚くなった子宮内膜に包みこまれる　＝[⑥　　　　]　➡[⑦　　　　]ができ始める
　　　└➡[⑧　　　　]の成立
　⇨妊娠初期の[⑨　　　　]のある時期は[⑩　　　　]しやすい
　　➡胎児は[⑪　　　　]をとおして，母体から酸素や栄養を受ける
　⇨妊娠後期：高血圧やたんぱく尿などの症状＝[⑫　　　　]に注意

▶**出産**　：妊娠40週前後には[⑬　　　　]が始まる　＝子宮筋が収縮して痛みをともなう
　　➡⑬の間隔が短くなる　➡母親の「いきみ」ともに収縮力が強くなる
　　➡子宮口が広がる　➡羊膜が破れて羊水が出る　＝[⑭　　　　]
　　➡胎児が膣(産道)を通って体外へ娩出　＝[⑮　　　　]
　　➡新生児は圧迫から開放され，自力で呼吸を開始　＝[⑯　　　　]
　　➡肺を介した[⑰　　　　]開始　➡臍帯(へその緒)が切られ母体から離れる
　　➡最後に胎盤が押し出される　＝[⑱　　　　]　：出産の完了

2 母子の健康を守る

▶**医師による妊娠確認後**　➡役所に妊娠届を提出し，[⑲　　　　]を受け取る
　➡保健センターでは両親学級などの公的サービスを受けることができる
　➡医療機関では定期的な[⑳　　　　]を受ける

▶**妊娠中の胎児への影響**　➡母親は喫煙・飲酒を避ける，薬の[㉑　　　　]に細心の注意

▶**産後**　➡体調の変化や子育ての不安から[㉒　　　　]になりがち
　＊パートナーの家事分担などの支援や，家族・医療関係者のサポートが必要

キーワードチェック Keyword Check　次のキーワードの意味が正しければ○を，正しくなければ×をつけ，誤っているところに下線を入れよ。

(1)着床――受精卵が細胞分裂を繰り返し，子宮内膜のなかに包みこまれること　[　　]

(2)出産――妊娠40週前後に陣痛が始まり，陣痛の間隔が短くなると破水して，新生児が産道を通って体外に娩出されること　[　　]

(3)母子健康手帳――医師による妊娠確認後，役所に婚姻届を提出して受け取るもの　[　　]

(4)マタニティブルー――出産後，体調の変化や子育ての不安などから，母親が精神的に不安定になりがちになること　[　　]

クイズ　へその緒に含まれている臍帯血はどの病気の治療に有効か？　①白血病　②子宮頸がん　③血友病

よみとき

図 (左から)①出産時パートナーは育休を取ったか，②パートナーが育休を取ってよかったか，③パートナーに育休を取ってほしかったか(2020年，産後の女性へのアンケート，ポーラスタァ　ニンプスラボ調査)

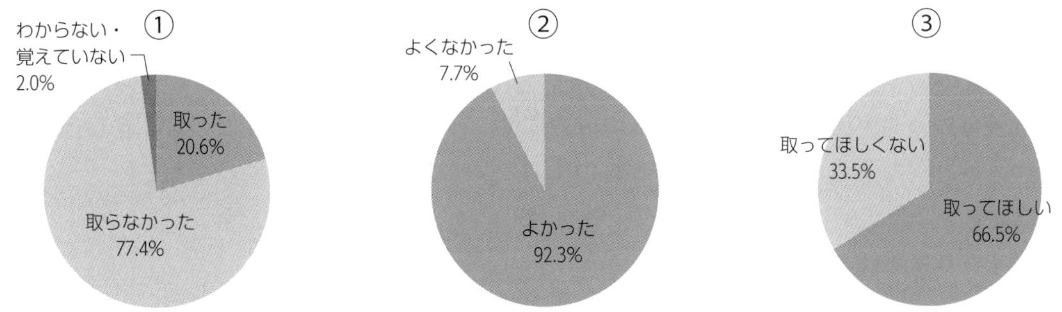

②図のように女性からパートナーが育休を取ってよかったとの声が90%以上あり，取れなかった場合でも取ってほしいとの声は③図のように3分の2はある。産後の体調が回復していないなかでの家事や慣れない育児を，パートナーが休みを取ってサポートする体制を充実させることは，子育て支援の面から大変重要である。こうした実情もふまえて，働く場での男性の育休の制度・環境がどうあるべきか，文章の空欄に，語群から2つ適切な語句を入れて完成させよう。

語群　有休制度　育休制度　サポート　労働

出産後の女性は体力の回復に時間がかかり，精神的にも不安定となりやすい。パートナーは可能な限り(1　　　　　　)することが必要で，雇用側も男性の(2　　　　　　)を設けるだけでなく，推奨し，制度の使いやすい労働環境を整えていく必要がある。

Note

5 子どもが望まれて生まれてくるために 〜家族計画と不妊治療〜

【教科書 p.72〜73】

学習のまとめ

1 家族計画とは

▶**家族計画** ⇨パートナーと出産の時期や間隔，子ども数などを計画すること

➡母体の健康状態や年齢，子どもの成育環境，社会的・経済的条件などよく話し合う

⇨家族計画の指導 ：保健所や市町村の[①　　　　　　　]，病院・助産所などで

▶**避妊とは** ：子どもの出産を望まないとき，[②　　　　　]しないように調節すること

・さまざまな避妊法 ：100％確実に[③　　　　　]できる方法はない

⇨[④　　　　　　　　　　] ：陰茎にかぶせて精子の膣内への放出を防ぐ

〈長所〉 ➡性感染症の予防に有効 ➡安価で簡単に使用できる

〈短所〉 ➡正しく使用しないと失敗する(精子が膣内にもれる)

⇨[⑤　　　　　](経口避妊薬) ：女性ホルモンを含んだ薬剤で，[⑥　　　　　]を抑制

〈長所〉 ➡正しく使用すれば避妊効果は高い ➡女性主体で避妊できる

〈短所〉 ➡医師の処方が必要 ➡性感染症は予防できない ➡毎日飲む必要がある

2 人工妊娠中絶と不妊治療

▶**人工妊娠中絶とは** ⇨手術で胎児を人工的に母体外へ排出させる方法

⇨次の理由があれば[⑦　　　　　　　　　　]で認められている

➡妊娠・出産によって母体の健康をいちじるしくそこなう危険性があるとき

➡子どもを生むことのできない[⑧　　　　　]な理由があるとき

＝暴行や脅迫によって，または抵抗や拒絶することができない状況で妊娠したとき

⇨認められるのは妊娠[⑨　　]週まで ＝それを過ぎると分娩しなければならない

⇨人工妊娠中絶の課題 ➡胎児の生命を奪う ➡母体への心身の負担が大きい

➡中絶を繰り返すことで[⑩　　　　　]の原因となる

⇨妊娠を望まないとき ➡確実な[⑪　　　　　]が必要

▶**不妊治療と課題** ：妊娠を望んでも子どもに恵まれない場合＝[⑫　　　　　　　　　]

・[⑬　　　　　　　　　] ＝排卵期に人工的に子宮内に精子を注入し受精させる

・[⑭　　　　　　　　　] ＝卵子と精子を体外で受精させ，受精卵を子宮内に戻し着床

⇔夫婦間外でも技術的可能＝生まれてきた子どもの権利や福祉などの問題

キーワードチェック Keyword Check

次のキーワードの意味が正しければ○を，正しくなければ×をつけ，誤っているところに下線を入れよ。

(1)家族計画――出産の時期や間隔，子どもの数などを医師と話し，計画すること [　　]

(2)避妊――子どもを望まないとき，妊娠しないように調節すること [　　]

(3)人工妊娠中絶――母体保護法で認められた，手術で胎児を母体外へ排出すること [　　]

(4)不妊治療――人工授精や体外分娩など，子どもが欲しい夫婦への妊娠のための治療 [　　]

＼クイズ／ 市販の妊娠検査薬は次のうち何によって妊娠を判断するか？ ①尿 ②血液 ③だ液

よみとき

図 年齢階級別出生率の推移
（国立社会保障・人口問題研究所「人口統計資料集」2020年）

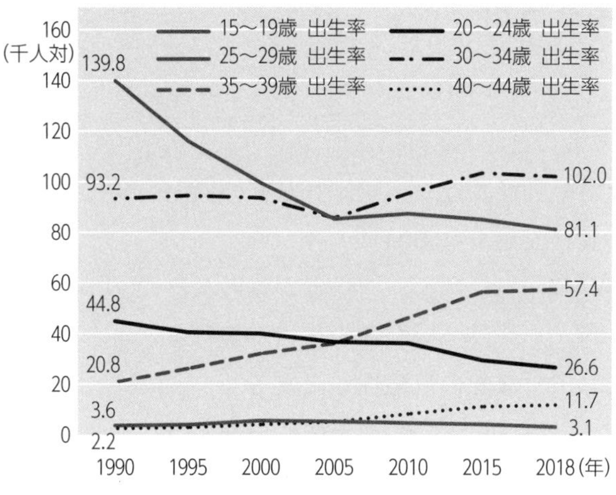

図 体外受精による出生数の推移
（日本産科婦人科学会資料）

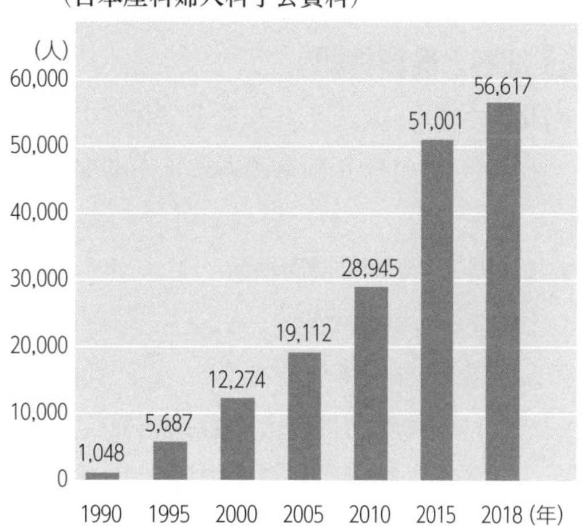

左図からは，30〜34歳の出生率が2005年に25〜29歳の出生率と並び，その後差が開いていることがわかり，晩婚化の影響など社会構造が変わってきたと言える。右図からは，体外受精による子どもの数が大きくのびていることがわかり，出生数全体の約６％までになっている。妊娠を望んでも子どもに恵まれない場合，不妊治療によって何が可能となり，何が認められていないか，下の文章の空欄に，語群から２つ適切な語句を入れて完成させよう。

語群　女性　夫婦　配偶者　非配偶者

体外受精など生殖補助医療の技術の発達によって，子どもができにくい（1　　　　）にもできる可能性が高まった。一方で，（2　　　　　　　）間の体外受精や代理出産，代理母は，技術的に可能だが，子どもの権利や福祉など倫理的な問題が残り，日本では認められていない。

Note

p. 66の答え…①

6 高齢社会を豊かに生きる ～加齢と健康～

【教科書 p.76 ～ 77】

学習のまとめ

1 加齢と健康課題

▶加齢と老化 ⇨生まれてから年齢を重ねていくこと ＝[①　　　　](エイジング)

⇨年齢を重ね，心身機能が衰退すること ＝[②　　　　]

➡白髪など外見の変化，➡反射や動作が遅い，物忘れなどの機能の変化

▶壮年期・中年期の健康課題 ：仕事や家庭での責任が重くなる時期

⇨ストレスや[③　　　　]，睡眠不足，[④　　　　]などがみられる

⇨糖尿病，[⑤　　　　]，[⑥　　　　]などの症状が現れる

➡動脈硬化による心臓病や[⑦　　　　]などの危険性が高まる

＊特定健康診査制度の導入 ⇨[⑧　　　　]の予防や早期発見へ

▶高年期の健康課題 ：体の機能の低下など ➡[⑨　　　　]や事故の危険性が増える

：各臓器や免疫の機能低下など ➡[⑩　　　　]などにかかりやすい

⇨けがや病気をきっかけに寝たきりや[⑪　　　　]などを抱える

➡[⑫　　　　]・[⑬　　　　]が必要となる

2 高齢社会における取り組み

▶高齢社会 ：65歳以上の高齢者➡４人に１人

：75歳以上の[⑭　　　　]高齢者➡７人に１人

} 超[⑮　　　　]

⇨[⑯　　　　]の増大 ➡日常生活に影響のある高齢者は４分の１

➡平均寿命，[⑰　　　　]も世界トップクラス

▶法的整備や制度の充実 ：「高齢者の医療の確保に関する法律」や「健康増進法」の整備など

⇨介護を国民で支え合うしくみ＝[⑱　　　　]の整備

⇨脳卒中などでの後遺症への対策＝[⑲　　　　]の充実

⇨ノーマライゼーション＝障害のある人がない人と同様の生活が送れるようにすること

⇨[⑳　　　　]＝障害のある人や高齢者の生活上の障壁を取り除くこと

⇨ユニバーサルデザイン＝できるだけ多くの人が利用可能なデザイン・環境にすること

キーワードチェック Keyword Check

次のキーワードの意味が正しければ○を，正しくなければ×をつけ，誤っているところに下線を入れよ。

(1)加齢(エイジング)――生まれてから年齢を重ねていくこと [　　]

(2)認知症――正常であった記憶や思考力などが低下し，日常生活に支障をきたす状態 [　　]

(3)高齢社会――60歳以上が４人に１人，75歳以上の後期高齢者が７人に１人になるなど，高齢者が人口に占める割合が極端に高くなる社会 [　　]

(4)介護保険制度――介護保険に加入し，介護が必要な高齢者を国で支え合うしくみ [　　]

(5)リハビリテーション――けがや病気などの痛みから回復できるよう支援すること [　　]

クイズ 骨粗しょう症が多い性別はどれか？　①男性　②女性　③どちらも多い

よみとき

図 日本の将来推計人口

（国立社会保障・人口問題研究所「人口統計資料集」2020年）

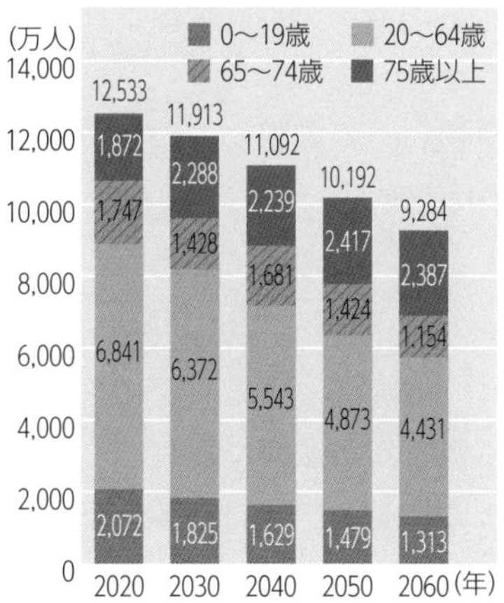

表 要介護・要支援認定基準

状態	身体状態のめやす	利用できるサービスのめやす
要支援１ 要支援２	日常生活の一部に介護が必要だが，介護サービスを適応に利用すれば心身の機能の維持・改善がみこめる。	目標を設定してそれを達成するための「介護予防サービス」が利用できる。
要介護１	立ち上がりや歩行が不安定。排泄や入浴などに部分的介助が必要。	訪問介護・訪問看護・通所リハビリテーションなど
要介護２	立ち上がりや歩行など自力では困難。排泄・入浴などに一部又は全介助が必要。	週３回の訪問介護または通所リハビリテーションなど
要介護３	立ち上がりや歩行などが自力ではできない。排泄・入浴・衣服の着脱など全面的な介助が必要。	訪問介護・看護や夜間または早朝の訪問介護・通所介護・リハビリテーションなど（１日２回程度）
要介護４	日常生活能力の低下がみられ，排泄・入浴・衣服の着脱など全般に全面的な介助が必要。	訪問介護・看護や夜間または早朝の訪問介護・通所介護・リハビリテーションなど（1日2～3回程度）
要介護５	日常生活全般について全面的な介助が必要。意志の伝達も困難。	訪問介護・看護や夜間または早朝の訪問介護・通所介護・リハビリテーションなど（1日3～4回程度）

左図からは，日本の総人口に占める65歳以上の高齢者の割合が2020年で約29％であるが，総人口も減り続け，2060年の高齢化率は約40％となることが計算できる。右の表は，現在の介護保険制度下で認定基準ごとに利用できるサービスを示したものである。将来何が予測され，高齢者になったとき，寝たきりの状態や介護に頼る生活にならないために，若いときから何に気をつけておかなければならないか，下の文章の空欄に，語群から２つ適切な語句を入れて完成させよう。

語群　高齢化　少子化　人間ドック　健康診断

今後しばらくは，平均寿命がさらにのびるが，（1　　　　　　）のため総人口は減っていき，高齢者の割合は非常に高くなる。若いときから正しい生活習慣を身につけ，健康管理と定期的に（2　　　　　　）を受け，寝たきりなどにならないよう予防に努める必要がある。

Note

1 職場のメンタルヘルスケア　～労働者の健康・安全と健康問題～

【教科書 p.78 ～ 79】

学習のまとめ

1 労働者の健康・安全を守るしくみ

▶仕事とは ⇨たんにお金をかせぐ手段ではない
➡知識や技術が身につく ➡自分の成長や，人や社会への貢献にもつながる
⇨仕事を続けていくうえで[①]であることは大変重要
➡企業：労働者の健康と[②]を守ることを第一に考えて経営

▶労働条件や労働者の健康を守るための法律
⇨日本国憲法で国民の「[③]の権利と義務」が規定
➡賃金や労働時間などの労働条件や，労働者の健康を守る決まりが法律で規定
・[④]法：労働条件（賃金・労働時間・休日など）の[⑤]基準を設定
・[⑥]法：[⑦]の防止，労働者の健康・安全を守る
⇨これらの法律にもとづいて労働行政をおこなうのが[⑧]省
➡直接に職場の指導・監督するのが[⑨]と，
その下部機関の[⑩]

2 労働環境の変化と健康問題

▶労働環境の変化 ：機械化・ICT 化 ➡コンピュータ利用のデスクワークの増加
：医療や介護，飲食店，小売業 ➡[⑪]時間サービスの提供
：契約社員，派遣労働者など雇用形態の多様化と[⑫]主義の導入

▶職場の人間関係や仕事への不安 ＝強い[⑬]を感じる
⇨精神疾患・心身症の増加，過重労働やそれが原因の[⑭]が大きな社会問題
＊各職場で[⑮]や面接指導などを実施

▶個々の意思や能力，事情に応じた，多様で柔軟な働き方の導入
⇨始業や終業時間を自由に決められる[⑯]制度
⇨情報通信技術の利用によって時間や場所を選ばずに働く[⑰]など

キーワードチェック Keyword Check　次のキーワードの意味が正しければ○を，正しくなければ×をつけ，誤っているところに下線を入れよ。

(1)労働基準法――賃金や労働時間，休日など労働条件の平均基準が定められた法律 [ ]
(2)労働安全衛生法――労働災害を防止し，労働者の健康と安全を守るための法律 [ ]
(3)過重労働――残業や有給休暇が慢性的に多い就労状態のこと [ ]
(4)過労死――過重労働が原因となって起こる脳や心臓の疾患などによる突然死のことで，過重労働が原因の過労自殺も含まれる [ ]
(5)メンタルヘルスケア――職場での過重労働やハラスメント問題に気づいて，解消することを支援すること [ ]

クイズ 労働者によるストレスチェックの義務化は，従業員何人以上の事業所からか？ ①20人 ②50人 ③100人

よみとき

図 正規・非正規の職員・従業員の推移
（総務省統計局「労働力調査」2020年）

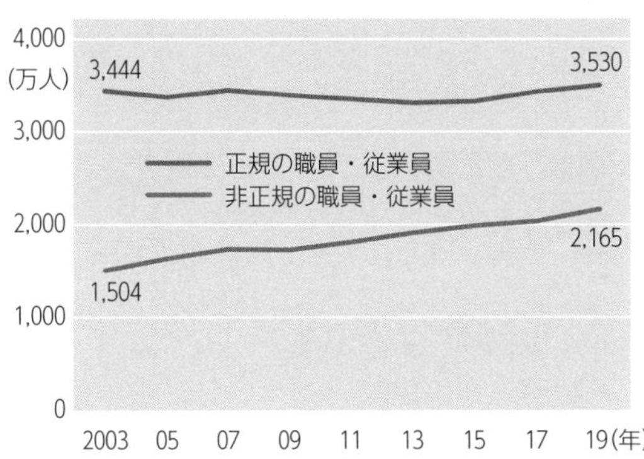

図 男女別フリーターの推移
（総務省統計局「労働力調査」2020年）

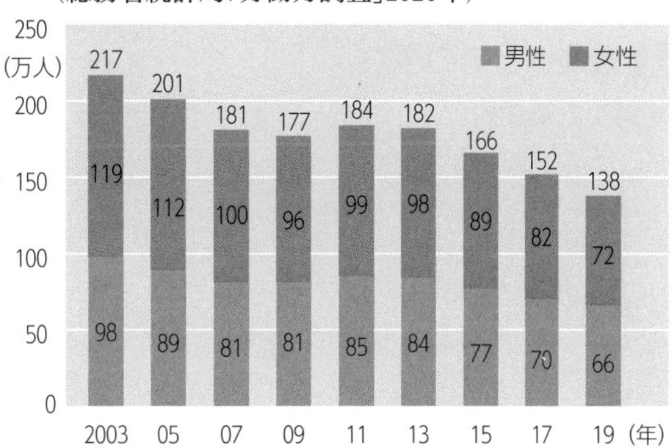

左図からは，正規の職員・従業員の数がここ数年大きく変わっていないが，非正規(パート・アルバイト・派遣社員・契約社員・嘱託(しょくたく)社員など)の数は約15年で650万人も増えていることがわかる。右図からは，2019年のフリーターの数が138万人となり，年々減少していることがわかる。フリーターとは15歳から34歳の「パート・アルバイト及びその希望者」で，厳密にいえば学生でなく，女性は未婚者とされている。なぜ非正規雇用の職員・従業員が増え，フリーターが減っているのか，その理由を示した下の文章の空欄に，語群から２つ適切な語句を入れて完成させよう。

語群　正規　非正規　若者　高齢者

景気後退にともなう雇用情勢の悪化の影響で，企業は人件費のかかる正規社員を多く雇わず，パートや契約社員などの(1　　　　　)の職員や従業員を増やしている。また，(2　　　　　)も将来の経済的な不安もあって，より待遇のよい正規社員をめざす者が増えてきた。

Note

2 労働災害を防止するために　～労働災害・職業病とその予防～

【教科書 p.80 ～ 81】

学習のまとめ

1 職業病とその予防

▶労災と職業病

・[①　　　　　　](労災)　＝業務に起因した労働者の負傷や疾病，または死亡
➡通勤中などの場合も当てはまる

⇨労災のうち，働くことが原因で起こる病気　＝[②　　　　　　]

＊粉じん作業者　➡じん肺　＊鉛や水銀など重金属による中毒

＊[③　　　　　　]作業従事者　➡肺がんや中皮腫

＊長時間の[④　　　　　　]　➡眼精疲労や頸肩腕障害

＊重量物作業　➡[⑤　　　　　　]　など

▶職業病予防の対策　＊事業所では３つの視点で対策

⇨[⑥　　　　　　]＝職場の有害要因を取り除き，働く環境を改善すること

⇨[⑦　　　　　　]＝作業方法を工夫して人に及ぼす影響を少なくすること

⇨[⑧　　　　　　]＝健康診断とその事後措置，保健指導など

＊仕事とそれ以外の要因が複雑に影響して発症　：メンタルヘルス疾患や高血圧

➡仕事が病気の原因の一つと考えられる疾患　＝[⑨　　　　　　]

2 労災防止のための安全対策と労災保険

▶労災の状況　：年間1,000人前後の労働者が死亡，けがも年間約50万人

⇨すべての企業は[⑩　　　　　　](労働者災害補償保険)への加入義務

➡補償の対象はすべての労働者＝アルバイト・パート・派遣労働者など全雇用形態

➡[⑪　　　　　　]が労災認定

➡労災保険から治療や療養に必要な補償がおこなわれる

▶労働者自身の自覚も不可欠　：[⑫　　　　　　]に対する正しい知識をもつ

：決められたルールを守り，安全な方法で作業をおこなう

キーワードチェック Keyword Check　次のキーワードの意味が正しければ○を，正しくなければ×をつけ，誤っているところに下線を入れよ。

(1)労働災害――業務に起因した労働者の負傷や疾病，または死亡すること [　　]

(2)職業病――労働災害のうち，働くことが原因で起こるけが [　　]

(3)作業環境管理――職場の有害要因を取り除き，働く環境を改善すること [　　]

(4)作業管理――作業方法を工夫して人に及ぼす影響を少なくすること [　　]

(5)健康管理――職場でのストレスチェックとその事後措置，保健指導などのこと [　　]

(6)作業関連疾患――仕事が病気の原因の一つと考えられる疾患 [　　]

(7)労災保険――企業に加入義務のある，正規の労働者に対する労働災害補償保険 [　　]

クイズ　がんの一種，「中皮腫」の潜伏期間はどのくらいか?　①約３か月　②約５年　③約35年

よみとき

表 主な職業病と発症の多い職種

疾病名	発症の多い職種
腰痛	運転手（トラック・タクシー），保育士，電気作業員，清掃作業員など
じん肺症	溶接，石綿，研磨などの粉じん作業など
頸肩腕障害（けいけんわん）	情報機器作業，タイピストなど
有機溶剤中毒	塗装，印刷，メッキ，有機溶剤の混合・攪拌（かくはん）などの金属・造船業など
鉛中毒	鉛・亜鉛の精錬，鉛版の溶融，鋳造など
振動病	削岩機，チェンソー，グラインダー作業員など
CO 中毒	アセチレン溶接，ガス配管工事作業など

図 年齢階級別労働災害発生状況

（厚生労働省「労働者死傷病報告」2019年）

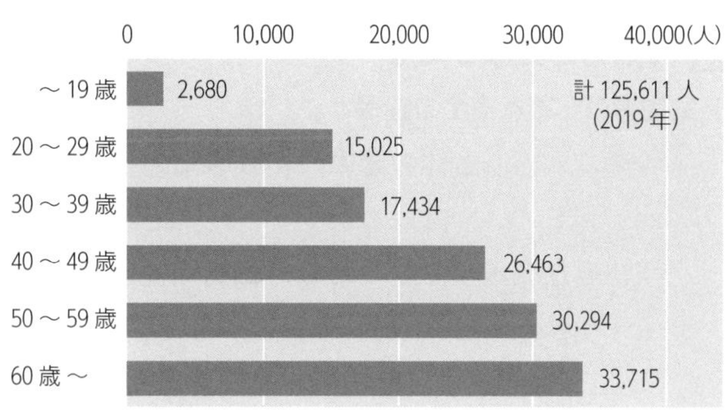

左の表から，職業病で腰痛の場合は職種が多岐にわたるが，他の疾病は職種にある程度の特殊性のあることがわかる。右図からは，労働災害の発生は60歳以上がもっとも多く，若い世代になるにつれて減少していることがわかる。将来，私たちが職場で働く場合，労災にあわず，健康に働くために，何に注意していけばよいかを示した下の文章の空欄に，語群から２つ適切な語句を入れて完成させよう。

語群　労災　事故　危険　安全

将来，ある職業に就く場合，その業務にどのような（1　　　　）があるのかを事前に調べ，職場でのルールを守り，自分の健康管理にも注意をはらう。また，年齢を重ねると，体力的な衰えが生じるとともに，仕事に対する慣れや油断から（2　　　　）が生まれやすいことも自覚する。

Note

③ 働きやすい環境をめざして　～労働者の健康づくりと「働き方改革」～

【教科書 p.82 ～ 83】

学習のまとめ

1 労働者の健康づくり

▶**労働者の健康と安全の確保**　：[①　　　　　]の義務

⇨働く人の心と体の健康づくり事業の推進(1988年から)

＝[②　　　　　　　　　　　　　　　　　]（THP）

⇨快適な職場づくりのための職場環境改善　＝健康相談・心理相談・生活習慣などの指導

・[③　　　　　　　　　　　　]　＝職場の産業保健業務にかかわるすべての人

（事務系・健康管理系・心理系・安全衛生管理体制系の各スタッフ）

・[④　　　　　　　]　＝企業で労働者の健康管理などをおこなう医師

▶**安心して働ける職場環境**

⇨[⑤　　　　　　　]が感じられる職業に就くことが重要

⇨[⑥　　　　]を楽しみ，心身ともに十分にやすらげる生活環境を築いていく

＊仕事と家庭，生活との調和＝[⑦　　　　　　　　　　　　]が必要

➡働きやすい環境・しくみをつくる　⇨[⑧　　　　　　　]（QOL）の向上へ

2 「働き方改革」と健康

▶**日本で「働き方改革」が必要な背景**

⇨長時間労働や過労死，精神的な[⑨　　　　　　　　　　]（嫌がらせ）が多い

⇨少子高齢社会の急速な発展　➡将来的な[⑩　　　　　　　　]の深刻さ

➡国は「[⑪　　　　　　　　　　]」に着手，2018年に働き方改革関連法が成立

▶**改革の主な内容**

＊長時間労働の是正　➡[⑫　　　　　　　　]（残業）の上限の規制

➡[⑬　　　　　　　]の年５日以上の取得義務

＊[⑭　　　　　　　　　　　]と正規労働者が同じ仕事内容の場合

➡賃金や休暇，福利厚生などに不合理な[⑮　　　　　　]の禁止

＊多様な働き方の実現　➡[⑯　　　　]や若者が活躍しやすい社会の実現

➡病気の治療や子育て・介護と仕事の両立の支援

➡継続雇用・定年の延長による[⑰　　　　　　]の就労促進

➡[⑱　　　　　　　　　　　]の受け入れ拡大　など

キーワードチェック Keyword Check　次のキーワードの意味が正しければ○を，正しくなければ×をつけ，誤っているところに下線を入れよ。

(1)産業医——企業で労働者の健康管理などをおこなう医師　[　　　]

(2)産業保健スタッフ——産業医など職場で産業保健業務にかかわるすべての人　[　　　]

(3)ワーク・ライフ・バランス——余暇とそれ以外の生活との調和をはかること　[　　　]

＼クイズ／ 産業医は，常時何人以上が働く事業場での選任義務があるか？　①10人　②50人　③100人

よみとき

表 労働者1人あたり平均年次有給休暇の取得状況（厚生労働省「就労条件総合調査」2020年）

性・企業規模・産業別	付与日数	取得日数	取得率
2020年調査計（2019年実績）	18.0	10.1	56.3
男性	18.4	9.9	53.7
女性	17.1	10.4	60.7
1,000人以上	18.9	11.9	63.1
300〜999人	17.9	9.5	53.1
100〜299人	17.6	9.2	52.3
30〜99人	17.0	8.7	51.1
建設業	17.9	8.0	44.9
製造業	18.6	11.9	64.1
電気・ガス・熱・水道業	19.5	15.0	76.8
情報通信業	19.2	11.5	59.8
運輸業，郵便業	17.7	10.0	56.5
卸売業，小売業	18.0	8.0	44.7
金融業，保険業	18.9	11.6	61.2
不動産業，物品賃貸業	17.6	9.2	52.5
宿泊業，飲食サービス業	16.2	6.7	41.2
生活サービス業，娯楽業	16.8	7.8	46.7
教育，学習支援業	18.4	8.6	46.4
医療，福祉	16.7	8.9	53.4
複合サービス事業	19.5	14.2	72.7

性別では女性のほうが有給休暇の取得日数・取得率は高く，企業規模別では規模の大きいほうが高い。産業別にみると，「建設業」「卸売業，小売業」「宿泊業，飲食サービス業」「生活関連のサービス業，娯楽業」「教育，学習支援業」などで取得日数・取得率とも低い。働き方改革関連法で企業に義務化した，「有給休暇を年5日取得させる」条件はクリアしているが，それは最低条件であり，中小企業や上記の産業では有給休暇の消化は大きく改善していない。企業経営の立場から労働者に対して，何を改善すればよいか，下の文章の空欄に，語群から2つ適切な語句を入れて完成させよう。

語群　仕事　雇用　職場環境　法律

（1　　　）と，余暇や心身のリフレッシュなど1以外の生活とのバランスが働く人には重要であり，一つの対策として，有給休暇の取得を積極的にうながし，労働者のだれもが休暇の取りやすい，安全で安心して働ける（2　　　　　）を整えていく必要がある。

Note

p. 74の答え…③

学習内容のまとめ ー保健編ー

教科書【p.86～87】 第3章

第1節 生涯の各段階における健康

人生の過程を，心身の成長・発達や社会的役割から，いくつかの段階に分けたものを([1])といいます。高校生活を送る青年期は([2])が完成し，生活習慣確立の出発点となる時期でもあります。

体に生殖機能が備わると，性行為によって妊娠が可能ですが，自分勝手な性行動をとると，相手の心身を深く傷つけ，([3])妊娠など重大なトラブルを招きます。適切な予防対策をとらないと，性感染症や([4])など，心身や将来の生活にも大きな影響を与えます。

日本では，満18歳になると，結婚が法律で認められ，([5])を役所に提出することで結婚が成立します。女性の妊娠・出産は年齢によって([6])が違うことがわかっており，25歳から29歳がもっとも低く，若年齢や高年齢は高くなります。

妊娠初期には([7])があり，流産しやすく，後期は高血圧やたんぱく尿などをともなう([8])にも注意が必要です。

役所に妊娠届を提出して([9])を受け取り，保健センターで両親学級などを受け，また医療機関で定期的な([10])を受けることが，緊急な場合の適切な対応につながります。

母体の健康状態や年齢，生まれてくる子どもの成育環境などを考えて，パートナーとともに，出産の時期や間隔，子どもの数などを計画することを([11])といいます。

子どもに恵まれない夫婦に，妊娠するためにおこなわれる治療を([12])といい，排卵を誘発するホルモン剤での治療や，人工授精・体外受精などの治療がおこなわれています。

人は生まれて年齢を重ねていく([13])という経過をたどり，とくに心身の機能が衰退することを老化といいます。病気やけがをきっかけに寝たきりや([14])を抱え，介護・支援が必要になることがあります。介護を国民で支え合う([15])制度が整備されています。また，心臓病や脳卒中などの後遺症で寝たきりにならないための，([16])の需要も増えています。

第2節 労働と健康

([17])法では，賃金や労働時間，休日などの労働条件の最低基準が定められ，([18])法では労働災害を防止し，労働者の健康と安全を守るために必要な内容が定められています。各職場では，深刻化する過重労働や労働者のストレス問題に対し，それに気づき，解消することを支援する([19])や，長時間労働者への面接指導などがおこなわれています。

([20])とは，業務に起因して労働者が負傷したり，疾病にかかったり，または死亡することをいいます。このうち，働くこと

 p. 76の答え…②

が原因で起こる病気を（[21]　　　　）といいます。

労働者を雇用しているすべての企業は，（[22]　　　　）に加入することが義務づけられており，雇用形態にかかわらず，すべての労働者が対象になっています。

日本の職場では，（[23]　　　　）や産業保健スタッフによって，健康相談，心理相談，生活習慣などの指導や，快適な職場づくりのための職場環境改善などがおこなわれています。国は「（[24]　　　　）改革」に着手し，長時間労働の是正，非正規雇用労働者の不合理な処遇差の解消，多様な働き方の実現などをめざした働き方改革関連法を成立させました。

産業保健師とは

かつては「保健婦」と呼ばれていましたが，1993年の法改正で「保健士」となって男性も働くようになり，2002年から「保健師」の名称に変更されました。保健師は大きく分けて，都道府県・政令指定都市管轄の保健所や市町村管轄の保健センターなどで働く「行政保健師」，病院などの医療機関で働く「病院保健師」，学校で応急処置や健康指導をおこなう「学校保健師」（保健室の養護教諭とは異なる），そして民間企業で労働者の健康管理や労働環境の整備，メンタルヘルスケアの対応などをおこなっている「産業保健師」があります。保健師の就業の70％以上は「行政保健師」ですが，労働環境が複雑化するなか，「産業保健師」がおこなうカウンセリングなどの役割の重要性が高まっています。しかし，「産業医」が労働者50人以上の企業で設置が義務づけられているのに対し，「産業保健師」の設置義務はなく，大企業の一部でしか働く場所のないのが実態です。

「産業保健師」（「保健師」）になるには，「保健師」と「看護師」の２つの国家資格が必要となります。大学の看護学系学部で保健師になるための学科を専攻した人や，修業年限４年以上の看護系専門学校を卒業した人は，２つの国家試験を受験できます。また，３年制の看護師養成所や看護学校，３年制の看護学系の短大を卒業した人は，国家試験で看護師の資格を取得後，看護学系の大学の３年次に編入するか，大学院で２年間通学する，あるいは１年間の保健師養成所に通うことで，保健師国家試験の受験資格が得られます。加えて，「産業保健師」として企業に採用されるには，企業の採用試験に合格せねばならず，企業も「保健師」や「看護師」としての経験を求めることが多く，「産業保健師」はいまだ狭き門と言えます。

Note

年　月　日 検印

Note

Note

Note

年　月　日　検印

Note

Note

1 むしばまれていく自然環境 〜環境汚染の広がりとその影響〜

【教科書 p.88 〜 89】

学習のまとめ

1 人間活動と生態系

▶人間が自然の浄化能力をこえない範囲で暮らしていた時代

・[①]＝人間による排出物質が自然のなかで浄化されること

⇨植物：人間が消費する十分な酸素を生み出し，排出する[②]も吸収

⇨生活で生じたごみやし尿：河川で薄められ，[③]によって分解，浄化

⇨[④]を構成する大気・水・土壌：さまざまな物質の循環で強く結びつく

⇨多種多様な動植物：複雑な[⑤]のなかで生きてきた

2 国境をこえる人間活動と地球環境問題

▶産業の発達の影響

⇨都市に[⑥]が集中 ➡生活で生じるごみやし尿の量が増えた

⇨自然界に存在しない物質を排出する工場出現 ➡[⑦]によるばい煙濃度上昇

＊生活環境の悪化 ⇨[⑧]や[⑨]へ ⬅対策がせまられる

▶近年の人口爆発の影響

⇨人間の諸活動の影響が国境をこえ，地球規模の環境汚染＝[⑩]

＊世界各地で化石燃料の大量消費 ➡地球の[⑪]上昇

＝[⑫]で世界の平均気温上昇 ＝[⑬]

▶地球規模での対策の必要性

⇨日本 ：1993年に[⑭]の策定

⇨今すぐ，地球を守るための地球規模での対策の実行が必要

➡2015年に温室効果ガス削減の枠組み([⑮])が採択

└➡最大排出国アメリカが離脱したことなど課題が多い

➡2015年の国連サミットで持続可能な開発目標である[⑯]が提唱

└➡2030年までに達成すべき17の目標が定められた

キーワードチェック Keyword Check　次のキーワードの意味が正しければ○を，正しくなければ×をつけ，誤っているところに下線を入れよ。

(1)自然の浄化能力──人間による生産物質が自然のなかで浄化されること [ ]

(2)生態系──自然環境のなかで多種多様な動植物が複雑に結びついて生きている全体のしくみ [ ]

(3)地球環境問題──人間の諸活動の影響が国境をこえて起こる，地球規模の環境汚染 [ ]

(4)地球温暖化──化石燃料が大量消費されて地球の酸素濃度が上がり，温室効果によって世界の平均気温が上昇すること [ ]

(5)環境基本法──将来世代にも自然の恵みを得られるために国内で策定された法律 [ ]

Q? クイズ 地球上で酸素が放出され始めたのはどのぐらい前か？ ①23億年 ②33億年 ③44億年

よみとき

図 日本の部門別二酸化炭素排出量(間接排出量)の推移
(温室効果ガスインベントリオフィス資料)

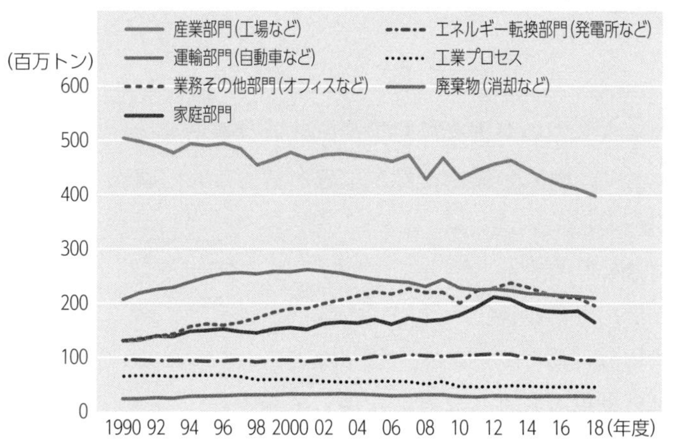

図 日本の部門別二酸化炭素排出量(間接排出量)の割合(温室効果ガスインベントリオフィス資料)

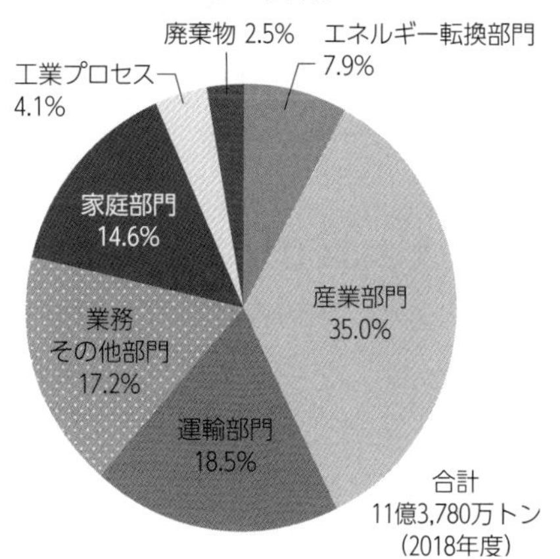

間接排出量とは，電力を使うユーザー(企業や家庭など)に，電力消費量に応じて二酸化炭素排出量を割り当てたものである。両図からは，もっとも二酸化炭素を排出しているのは産業部門(工場など)であり，ここ数年各部門とも減少しているが，1990年代に比べると，業務その他部門と家庭部門は増えていることがわかる。地球温暖化の原因にもなっている二酸化炭素をいかに減らしていくか，下の文章の空欄に，語群から2つ適切な語句を入れて完成させよう。

語群　工場　家庭　化石燃料　自然エネルギー

日本では，(1　　　　　)(石炭・石油など)を利用した火力発電の割合が$\frac{3}{4}$以上を占めている。私たちができることは，(2　　　　)やオフィス，公共機関などで節電や省エネに努め電力消費量を抑えること，また電力やエネルギーをなるべく使わない製品の使用も必要である。

Note

❷ 古くて新しい問題――大気汚染　～大気汚染の健康への影響と対策～

【教科書 p.90 ～ 91】

学習のまとめ

1 大気汚染による健康被害

▶大気汚染の深刻化

・[①　　　　　　　]　＝排出された大気中の有害な微粒子や気体成分が増加
➡人の健康や環境に悪影響を与える状態のこと

⇨20世紀半ば以降　：石炭から石油への[②　　　　　　　]

＊一次汚染物質　＝石油に多く含まれる[③　　　　　　　]
自動車から排出される[④　　　　　　　]
浮遊粒子状物質([⑤　　　　　　　])　など

＊二次汚染物質　＝太陽光線が自動車の排ガスなどに作用して発生
⇨[⑥　　　　　　　]も問題化

▶日本の大気汚染被害　：1960年ごろから[⑦　　　　　　　]や川崎など臨海工業地帯で多発

⇨慢性気管支炎やぜんそくのような症状(健康被害認定者だけでも10万人をこえた)

➡[⑧　　　　　　　]からの二酸化硫黄などが原因

2 大気汚染防止対策

▶工場からの汚染物質　：[⑨　　　　　　　]法や自治体の条例などで排出規制

▶自動車の[⑩　　　　　　　]濃度を低く抑える技術の開発

▶低燃費車やハイブリッド車，[⑪　　　　　　　]などの実用化

➡交通量の多い幹線道路沿い　：窒素酸化物や浮遊粒子状物質が基準値をこえている

＊対策　：[⑫　　　　　　　]が制定
：浮遊粒子状物質の排出が多い[⑬　　　　　　　]の規制
(東京都など：クリーンディーゼル車を除く)

＊規制だけでなく，<u>必要以上の自動車の使用やエネルギーのむだづかいを避ける</u>

▶現代の大気汚染問題

⇨微小粒子状物質「[⑭　　　　　　　]」と光化学オキシダント以外　⇨ほぼ環境基準達成
└➡国内の発生＋中国などで発生　➡偏西風に乗り飛散＝さらに国内の濃度高める

キーワードチェック Keyword Check　次のキーワードの意味が正しければ○を，正しくなければ×をつけ，誤っているところに下線を入れよ。

(1)大気汚染――大気中に放出された有害な微粒子や気体成分が悪影響を与える状態　[　　]

(2)浮遊粒子状物質(SPM)――大気中に浮遊している直径が10μm以下の有害物質　[　　]

(3)光化学オキシダント――太陽光線が排ガスなどに作用して発生する一次汚染物質　[　　]

(4) PM 2. 5――直径が2. 5μm以上の微小粒子の大気汚染物質で，粒子が小さい分，気管を通過しやすく，人体への影響が大きいとされている　[　　]

　クイズ　1μmは1mmの何分の1か？　①100　②1000　③10000

よみとき

図 日本の PM 2. 5濃度の年平均値分布(環境省資料)

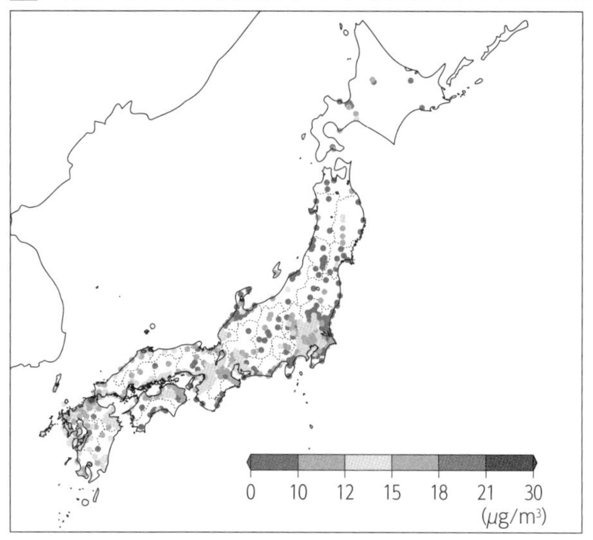

図 全国の観測地での PM 2. 5濃度の月別変化(2014～2017年，環境省資料)

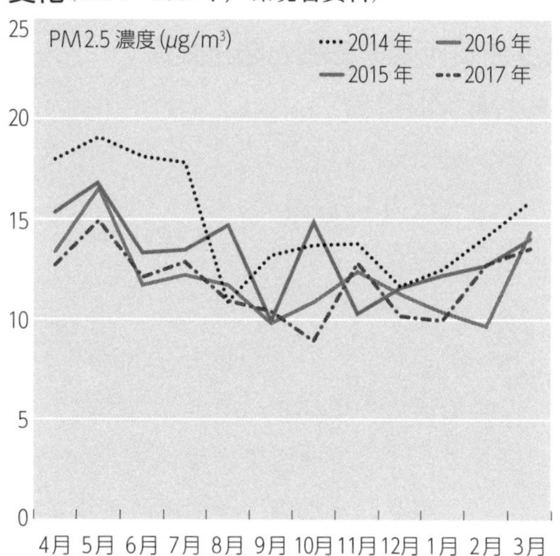

大気汚染の原因物質である PM 2. 5は日本でも発生しており，大陸からの飛来によるものだけが原因ではないが，左図からは九州北部や瀬戸内海沿岸地域で，右図からは偏西風の強い春季に濃度が高くなる傾向がわかる。PM 2. 5濃度が高くなるときの特徴について，下の文章の空欄に，語群から 2 つ適切な語句を入れて完成させよう。

語群　内陸部　大都市圏　偏西風　季節風

大気汚染物質の微小粒子である PM 2. 5が気管に入ると，健康被害が生じやすい。日本でも PM 2. 5は発生しており，(1　　　　　　)や，九州北部から瀬戸内海沿岸地域にかけて，特に注意が必要である。春先の(2　　　　　　)の強い日も飛来物が届きやすく，注意が必要である。

Note

❸ 日常生活とつながる水・土壌の汚染 ～水質汚濁と土壌汚染の健康への影響と対策～

【教科書 p.92～93】

学習のまとめ

1 水質汚濁の影響と防止対策

▶水質汚濁の影響

・[① 　　　　　] ＝汚染物質が川や海に混入し，水の状態が変化すること

⇨有機物を含む[② 　　　　　]が大量に流れこむ➡[③ 　　　　　]が起こる

⇨有害な化学物質を含む[④ 　　　　　]が流入

➡直接または魚介類などをとおして，人の健康に被害

・[⑤ 　　　　　]の発生(1953年～)　：指や唇がしびれ，歩行機能に障害などが見られる

＊原因　：工場から流された[⑥ 　　　　　]　➡[⑦ 　　　　　]によって

➡汚染プランクトン　➡魚がそれを食べる　➡住民が魚を多食し発症

⇨現在の水俣湾　➡環境改善事業によってきれいな水質　➡患者やその子の苦しみは続く

▶水質汚濁防止対策　：[⑧ 　　　　　]＝有害物質の河川などへの排出規制

⇨⑧を守らない工場には操業停止，責任者の処罰などおこなう

＊各家庭からの排水　➡天ぷら油などを使用後に流さないなど，心がけることが大切

2 土壌汚染の影響と防止対策

▶土壌汚染の影響

・[⑨ 　　　　　] ＝直接または水の循環過程などで，二次的に土壌が汚染されること

⇨土壌が汚染　➡土壌から養分を吸収して生育する農産物を食べると，健康被害に

⇨汚染物質　➡土壌を経由し，水源や河川，地下水などを汚染　➡飲用・利用で健康被害に

▶土壌汚染の代表例

・[⑩ 　　　　　]　：日本の「[⑪ 　　　　　]」

⇨足尾銅山から有害な重金属が河川へ流れこみ農地を汚染　➡農産物や住民の健康に被害

・[⑫ 　　　　　](1950年代～)　：背骨や手足に激痛が走り，骨折する

＊原因　：神岡鉱山から[⑬ 　　　　　]が流出　➡飲用，米を食べた住民に発症

▶土壌汚染防止対策　：[⑭ 　　　　　]＝土壌残留性農薬の使用規制など

⇨有害物質利用の施設廃止の際，土壌調査と土地所有者による汚染の除去を義務づけ

キーワードチェック Keyword Check

次のキーワードの意味が正しければ○を，正しくなければ×をつけ，誤っているところに下線を入れよ。

(1)水質汚濁――浄化能力をこえる汚染物質が川などに混入し水の状態が変化すること　[　　]

(2)生活排水――職場などから排出される有機物を含む排水　[　　]

(3)産業排水――工場などから排出される有害な化学物質などの排水　[　　]

(4)食物連鎖――小さな生物が大きな生物の食物に次々となっていくこと　[　　]

(5)土壌汚染――直接，または生物の循環過程などで二次的に土壌が汚染されること　[　　]

クイズ　次の3つの生き物のなかで食物連鎖の頂点にいるのはどれか?　①カツオ　②イワシ　③シャチ

年　月　日　検印

よみとき

図 土壌汚染による健康リスク発生の経路（環境省資料）

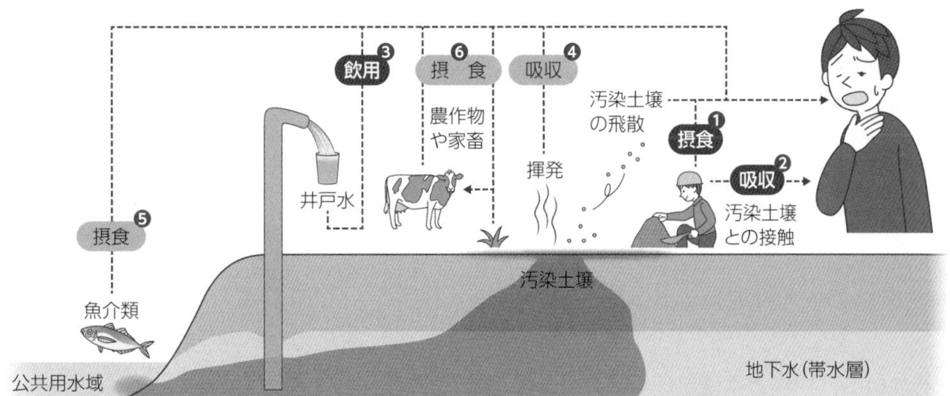

❶汚染土壌の摂食（飛散による土壌粒子の摂食を含む）❷汚染土壌と接触することによる皮膚から吸収……直接摂取リスク
❸汚染土壌から溶出した有害物質により汚染された地下水等の飲用等❹汚染土壌から大気へと揮散した有害物質の吸入❺有害物質を含む土壌粒子の公共用水域への流出→魚介類への蓄積→人の摂食……地下水等経由の摂取リスク
❻土壌汚染地で成育した農作物，家畜への有害物質の蓄積→人の摂食……農作物等経由の摂取リスク

上の図は，土壌汚染による健康リスク発生経路を６パターン示したもので，水質汚濁に比べると複合的な経路を示し，有害物質の蓄積も長期にわたると言われている。この図をふまえて，土壌汚染による課題について，下の文章の空欄に，語群から２つ適切な語句を入れて完成させよう。

語群　地下水　土壌　水質　河川

土壌汚染を防ぐため各種法律で有害物質排出などを規制しているが，過去に有害物質が漏れ出して，（1　　　）が長い間汚染されていたことが後になって発覚するケースもあり，（2　　　）まで汚染物質が浸透したり，広く拡散したりして，健康被害が深刻化する場合がある。

Note

4 環境汚染を防ぐさまざまな取り組み ～廃棄物の処理と健康～

【教科書 p.94～95】

学習のまとめ

1 産業廃棄物の処理

▶産業廃棄物とその処理方法

・一般廃棄物　＝日常生活のごみ，会社などからの事業系ごみ，し尿　➡各自治体が処理

・[①　　　　　　]　＝産業活動で生じた汚泥・廃油・廃プラスチックなど20種類
➡排出した[②　　　　　]が処理

⇨産業廃棄物の処理方法　➡[③　　　　　　　]で定められている

・[④　　　　　　]　＝病院から排出される注射針など　➡適正な処理の義務づけ

▶なくならない不法投棄と不法処理

⇨[⑤　　　　　]　：廃棄物処理の費用削減などのためにおこなわれている

⇨[⑥　　　　　]　：焼却設備を使わず，廃棄物を焼却すること(野焼き)

・香川県豊島での不法投棄の例

➡1980年ごろ～　島へ産業廃棄物処理業者が無許可で廃棄物を大量に持ちこみ放置

➡1990年代～　廃棄物から高濃度の[⑦　　　　　　　　]が検出

➡2003年　[⑧　　　　　　　　　]が改正　：自治体の調査，罰則の強化

2 化学物質と環境汚染

▶ダイオキシン類とアスベスト

・[⑨　　　　　　　　　]　：有毒な発がん物質を含む，環境ホルモンの一つ
➡ごみ焼却場や廃棄物処理施設で多く検出(プラスチックなどを低温で燃焼すると発生)
➡土壌や河川を汚染　➡農作物や魚介類に蓄積　➡食べると健康被害が生じる
＊[⑩　　　　　　　　　　　　　　　　]で規制強化

・[⑪　　　　　　　](石綿)　：断熱性や防音性にすぐれ，建築材や断熱材に利用
➡空中飛散し体内へ　➡がんの一種[⑫　　　　　]などを招く　➡製造・使用の禁止
➡アスベスト利用の建物などの解体　➡作業員や周辺の人々への健康被害の心配

・[⑬　　　　　　　　]　：アメリカでIC(集積回路)洗浄の際，化学物質が地下水へ

▶化学物質排出把握管理促進法([⑭　　　　　　])：有害な化学物質排出・移動量の報告と公表

キーワードチェック Keyword Check　次のキーワードの意味が正しければ○を，正しくなければ×をつけ，誤っているところに下線を入れよ。

(1)産業廃棄物――産業活動で生じた汚泥・廃油・廃プラスチックなど10種類の廃棄物　[　　]

(2)医療廃棄物――感染の恐れのある，病院から排出される注射針などの廃棄物　[　　]

(3)不法投棄――廃棄物処理の費用削減などのため，不法に廃棄物を投棄すること　[　　]

(4)ダイオキシン類――ごみ焼却場や廃棄物処理施設から多く検出される放射性物質　[　　]

(5)アスベスト――中皮腫などの原因となる石綿で，建築材や断熱材に用いられてきた　[　　]

＼クイズ／ 排出物をゼロにするゼロエミッション構想を提唱したのはどこか？　①国連大学　②東京大学　③環境省

よみとき

図 産業廃棄物の種類別排出量（環境省資料）

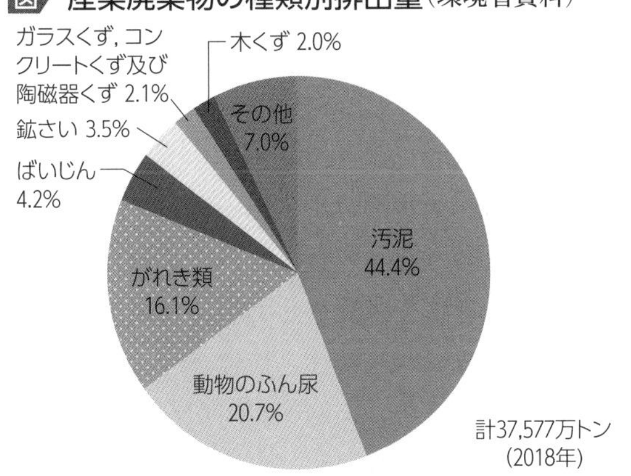

図 不法投棄廃棄物の種類別排出量（環境省資料）

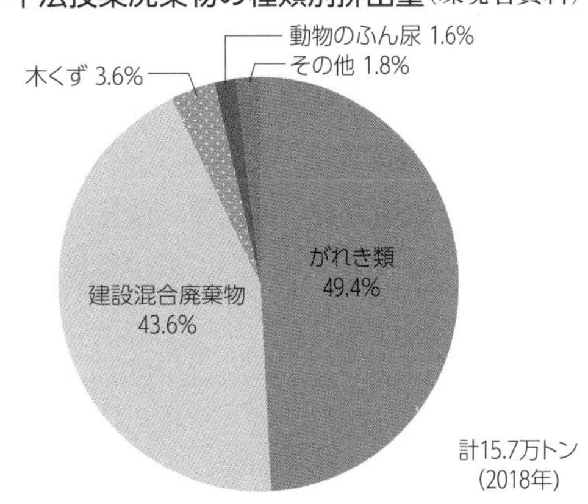

左図の産業廃棄物は，汚泥・動物のふん尿・がれき類で全体の80％以上を占めている。右図の不法投棄廃物は，産業廃棄物量に比べると約2, 400分の 1 であるが，毎年10万トン前後の不法投棄が判明しており，がれき類や建設混合廃棄物がそのほとんどである。産業廃棄物の場合，生じさせた事業者に，安全に処理させることを義務づけているが，不法投棄による課題について，下の文章の空欄に，語群から 2 つ適切な語句を入れて完成させよう。

語群　処理施設　埋立地　アスベスト　ダイオキシン類

廃棄物の不法投棄は，事業者の経費削減のため起こる側面もある。法律で適正処分されているかを規制しているが，廃棄物を大量処分できる（1　　　　　）の確保も難しい。不法投棄は自然を破壊するだけでなく，（2　　　　　）など発がん物質も発生させる。

Note

5 環境にやさしいライフスタイルの選択 ～環境衛生活動～

【教科書 p.96 ～ 97】

学習のまとめ

1 ごみの処理と減量への取り組み

▶ごみとその処理方法　＊日常生活で排出されるごみ　＝[①　　　　　　　　]

⇨主な処理方法　：焼却，直接埋め立て，コンポスト化，リサイクル

＊[②　　　　]＝○ごみが減量でき，熱を利用した発電可能　×有害物質による大気汚染

＊[③　　　　　　　　　　]＝○動植物などの廃棄物を発酵させ肥料に再利用
×処理費用がかかる

＊[④　　　　　　　　　　]＝○各種法律によって再利用　×処理費用がかかる

◎各利点・欠点ある　➡効率のよい，環境にやさしい，適切なごみ処理方法の選択

⇨[⑤　　　　　　　　　　]でのごみ処理量　➡限界に近づく　新たな処分場確保も困難

＊ごみの排出量は減少傾向　⇔　[⑥　　　　　　　　]はあまり進んでいない

▶循環型社会をめざした取り組み

⇨ごみを減らす＝[⑦　　　　　　　　　　](Reduce)

⇨限られた資源を繰り返し使う＝[⑧　　　　　　　　](Reuse)

⇨資源を再利用する＝[⑨　　　　　　　　　　](Recycle)

} 3つ頭文字をとった「[⑩　　　　　　　]」

＊[⑪　　　　　　　　　　]をめざした取り組みが求められる

2 上下水道の整備と汚水処理

▶上水道の整備　：[⑫　　　　　　　　　]　➡水道水　➡家庭からの生活排水の処理　➡川や海へ

・[⑬　　　　　　　]　：100%近い普及率，　[⑭　　　　　　　]で消毒　➡きびしい水質基準

⇨水源より上流で工場排水や家庭汚水の増加　➡浄化前の原水汚染　⬅消毒に塩素の利用

▶下水道と汚水処理施設の普及

・[⑮　　　　　　　]　：し尿や洗濯・炊事などの生活雑排水，雨水などを集めて処理する施設

⇨上水道に比べて普及が遅れる　⬅かつてし尿を肥料に使用していたことも影響

⇨[⑯　　　　　　　　　　　](下水道や農業集落排水施設，浄化槽など)の普及にも力

キーワードチェック Keyword Check　次のキーワードの意味が正しければ○を，正しくなければ×をつけ，誤っているところに下線を入れよ。

(1)リデュース――ごみを出さない，または減らすこと　[　　]

(2)リユース――限られた資源を繰り返し使うこと　[　　]

(3)リサイクル――資源を再利用すること　[　　]

(4)循環型社会――無限な資源を守り育てるため，３R運動などを取り入れ活かす社会　[　　]

(5)上水道――安全な水の供給のため，きびしい水質基準があり，汚水処理施設で消毒され，水道水として供給されている　[　　]

(6)下水道――し尿や洗濯・炊事などの産業排水，雨水などを集めて処理する施設　[　　]

Q? クイズ　下水道の維持管理をおこなう日本の省庁はどこか？　①国土交通省　②農林水産省　③環境省

よみとき

図 産業廃棄物の最終処分場の残余容量と残余年数（環境省資料）

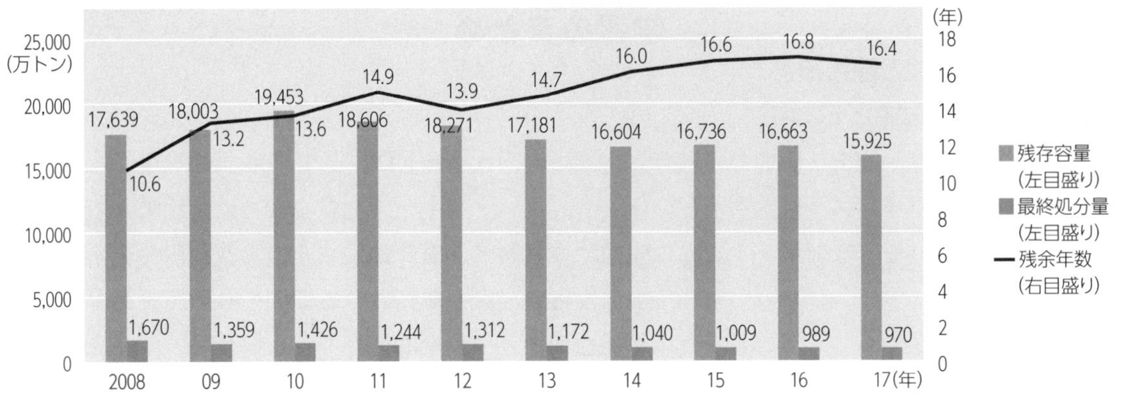

最終処分場とは埋め立て処分をする場所で，廃棄物はリサイクル・リユースされる場合を除き，原則，最終的に埋め立てられる。残余年数とは，現存する最終処分場が満杯になるまでの残り期間の推計である。一般廃棄物に比べて産業廃棄物は新規処分場が不足し，図からも最終処分場の残余容量が減っていることがわかるが，産業廃棄物の総排出量減・再生利用量増もあって，年間の最終処分量が多少減量されているため，残余年数は減っていない。産業廃棄物の最終処分場の状況について，下の文章の空欄に，語群から２つ適切な語句を入れて完成させよう。

語群　焼却場　最終処分場　残余年数　残余容量

産業廃棄物の（1　　　　　）が不足し，残余容量は減っている。一方，産業廃棄物の総排出量も減り，再生利用量も増えたため，最終処分量が多少削減され，（2　　　　　）は減ってはいないが，残された処分容量に限界があり，廃棄物を減らす努力が必要である。

Note

6 安全な食品を選ぶ　〜 食品の安全性の確保 〜

【教科書 p.100 〜 101】

学習のまとめ

1 食品の安全性と健康被害

▶食品による健康被害とその対策

⇨食品の生産・加工・流通の段階で有害物質が混入　➡[①　　　　　]の発生

＊細菌・ウイルス・寄生虫などの[②　　　　　]や化学物質を含む飲食物による

⇨食品の安全を守る対策　：食品に産地や原材料名，賞味期限または消費期限の表示義務

＊[③　　　　　]　＝味や風味などの品質が維持される期間　➡加工食品など

＊[④　　　　　]　＝食用可能な期限　➡長期間保存できない食品

⇨[⑤　　　　　]のある人への対策　：特定７品目の表示などの義務

⇔　食品の安全への信頼を失う事件も発生　：食品の[⑥　　　　　]など

⇨[⑦　　　　　]　：遺伝子の操作で作られた食品　➡表示義務

＊[⑧　　　　　]は表示義務なし　➡人体に影響する可能性の研究

⇨[⑨　　　　　]　＝食品を長もちさせたり，見た目をよくしたりするもの

＊多くは合成化合物　：輸入食品に規制基準のあいまいなものあり　➡健康被害の心配

2 食品衛生管理と求められる私たちの役割

▶法律による食品健康被害への対策　：食品だけでなく，包装・容器なども対象

・[⑩　　　　　]法：食品や添加物などの基準・表示・検査などの原則を定める

・[⑪　　　　　]法：食品安全委員会による客観的かつ中立公正なリスク評価

⇨法律が守られているかを監視，指導　＝[⑫　　　　　]

＊検疫所での輸入食品への⑫の役割も重要

▶衛生管理システム　：食品の原料から製品までの重要な工程を衛生管理

⇨[⑬　　　　　]（危害要因分析・重要管理点）方式：全食料等事業者に実施義務（2020年）

＊消費者として「健康は自分で守る」態度が必要　➡安全な食品を選んで購入する

（食品に関する情報収集　：生産者・流通業者・政府などから提供）

キーワードチェック Keyword Check

次のキーワードの意味が正しければ○を，正しくなければ×をつけ，誤っているところに下線を入れよ。

(1)食中毒――細菌・ウイルス・寄生虫などや化学物質が食品に混入して起こる健康被害　[　　　]

(2)食物アレルギー――特定の有害物質を摂取することで過敏に免疫システムが働き，体に不利益な症状が現れること　[　　　]

(3)遺伝子組換え食品――遺伝子の操作で作られた食品で，食品に表示義務がある　[　　　]

(4)食品添加物――多くは天然化合物で，食品を長もちさせ，見た目をよくするもの　[　　　]

(5)食品安全基本法――科学的知見にもとづくため食品衛生監視員が設置され，客観的かつ中立公正なリスク評価をおこなうことを目的にしている　[　　　]

＼クイズ／ 食品表示に関するJAS法を管轄する日本の省庁はどこか？　①厚生労働省　②農林水産省　③環境省

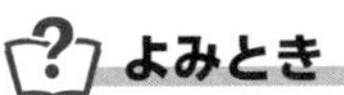

よみとき

図「食」の安全性についてとくに不安を感じていること（2016年，総務省九州管区行政評価局資料）

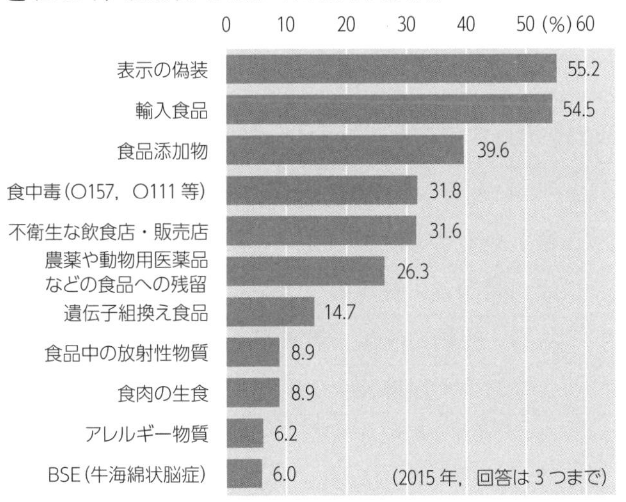

福岡市におけるアンケート調査の結果である。回答はその時々に起こっている，食品の安全性についての社会的問題への世相をあらわすことが多いが，市民は一般に，食品の「表示の偽装」「輸入食品」「食品添加物」「食中毒」について不安を感じている場合が多い。「食」の安全性を実現していくために，私たち消費者が取り組むべきことについて，下の文章の空欄に，語群から2つ適切な語句を入れて完成させよう。

語群　法律　情報　安全　有名

食品安全基本法などで健康被害を防ぐ対策をおこなっているが，消費者も購入する食品に対し，表示してある産地，原材料名，添加物，賞味・消費期限などを確認して，（1　　　　）な食品を選ぶとともに，食品に関する（2　　　　）をつねに収集し，正しく判断しておく必要がある。

Note

1 だれもが必要な医療を受けるためのしくみ ～保健・医療制度～

【教科書 p.102～103】

学習のまとめ

1 保健行政のしくみ

▶保健行政とは

⇨国の責任として，国民の健康に関する政策を実施すること　＝[①　　　　　　　　]

各種保健行政	管轄	対象
[②　　　　]保健行政	厚生労働省	家庭や地域を対象
[③　　　　]保健行政	厚生労働省	雇用労働者・職場の生活を対象
[④　　　　]保健行政	文部科学省	児童・生徒・学生・教職員を対象
[⑤　　　　]保全行政	環境省	公害対策や環境保全に関連

➡各種法律によって，事業が定められる

2 医療保険制度と臓器移植・献血

▶医療・介護保険制度

・[⑥　　　　　　　　　　　　]　＊膨張する医療費が大きな社会的課題

⇨医療機関で治療など受けるとき，医療費の何割かを納付した保険の給付でまかなうしくみ

➡日本の⑥は[⑦　　　　　　　　　　　　　　　　]で成立している

➡医療費の自己負担額は1～3割(年齢や所得によって決まる)

・[⑧　　　　　　　　　　　　　]　：介護・支援の必要な人にその費用を給付する保険制度

➡[⑨　　]歳以上の人が保険料を支払う

▶臓器移植　：[⑩　　　　　　　　　　　]によって[⑪　　　　　]後の臓器提供が可能に

⇨⑪とは，呼吸などを調節する脳幹を含め，脳全体の機能が停止し，元に戻らない状態

➡2010年から本人の提供意思がなくても，[⑫　　　　　]の承諾によって提供が可能に

＊アメリカなどに比べ臓器提供が少なく，小児への提供件数も少ないことが課題

▶献血　：日本の輸血医療は[⑬　　　　　　]によって支えられている

➡献血量は十分でなく，若い世代の献血者数の減少が課題

キーワードチェック Keyword Check

次のキーワードの意味が正しければ○を，正しくなければ×をつけ，誤っているところに下線を入れよ。

(1)保健行政――国の責任として，国民の健康に関する政策を実施すること　[　　]

(2)医療保険制度――医療機関で治療など受けるとき，医療費の何割かを納付した税金の給付でまかなうしくみ　[　　]

(3)国民皆保険制度――すべての国民が公的医療保険に加入しなければならない制度　[　　]

(4)介護保険制度――介護の必要な人にその費用を給付する保険制度　[　　]

(5)臓器移植――脳死した人からの臓器の移植によって治療する方法で，脳死した本人の臓器の提供の意思がなくとも，家族の承諾があれば移植が可能となった　[　　]

クイズ　日本(2019年)の年間の1人あたりの医療費はいくらか？　①約5万円　②約25万円　③約35万円

よみとき

図　日本の国民医療費と国民所得に対する割合の推移（厚生労働省「2018年度国民医療費の概況」）

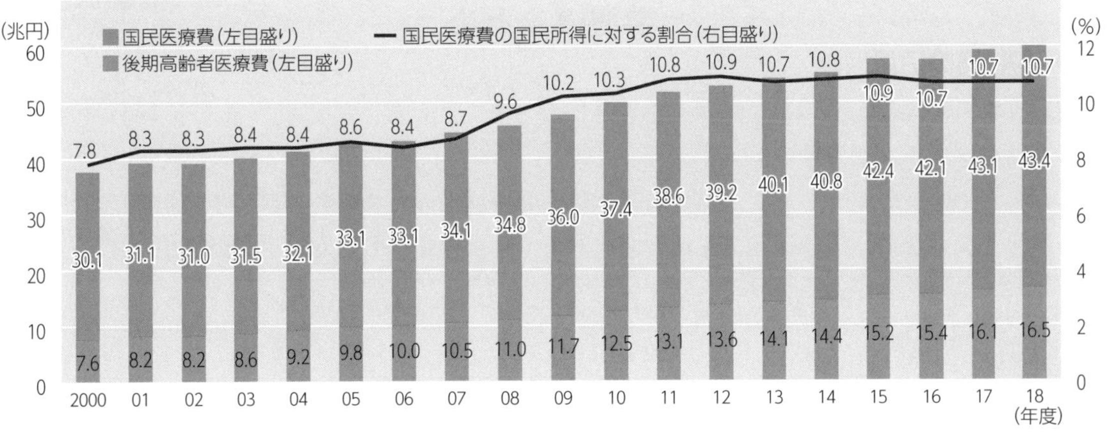

国民医療費とは，国民が年間に治療のために医療機関に支払う，保険診療の対象となる医療費の総額で，医療保険費も含んでいる。少子高齢化や医療技術の発達もあり，医療費は年々増え，国民所得に対する医療費の割合も高くなり，収支のバランスがくずれてきている。2000年に比べると国民医療費は約13兆円増えており，75歳以上の後期高齢者医療費も９兆円も増えている。将来，医療費の膨張を少しでも抑えるために，私たちが取り組むべきことは何か，下の文章の空欄に，語群から２つ適切な語句を入れて完成させよう。

語群　介護保険　　医療保険　　生活　　健康

将来，（1　　　　　　　）制度が維持できなくなると言われるが，日本は諸外国に比べ，受診回数が多く，薬剤費も高いなどとされている。必要な見直しをするとともに，私たちも生活習慣病などにならないよう（2　　　　）の保持増進に努め，自己管理をおこなっていく必要がある。

Note

2 知っておきたい地域の保健・医療機関 ～地域の保健機関・医療機関の活用～

【教科書 p.104 ～ 105】

学習のまとめ

1 保健機関の活用

▶保健所と保健センターの役割

⇨身近の保健機関が各種の[①　　　　　　　　　　　　]を提供

⇨[②　　　　　　　　　　]＝病気予防や健康増進のための各種機関での組織的な活動

➡感染症予防，母子保健，生活習慣病対策，精神衛生，公害対策，労働衛生など

	[③　　　　　]	[④　　　　　　　　]
設置主体	[⑤　　　　　　　]・政令市	[⑥　　　　　]
主な役割	公衆衛生活動の中心機関 地域住民の生活と健康に深いかかわり	保健所と連携し，各世代の健康課題や日常生活に密着した保健サービス
主な職員	医師，薬剤師，獣医師，保健師など	保健師など
主な仕事	保健指導や予防啓発活動，心の相談，感染症の相談や検査，狂犬病予防など	乳幼児健診，小児予防接種，健康相談，特定健診など市町村民への直接サービス

2 医療機関の活用

▶医療機関　：入院できる患者数によって，[⑦　　　　]と診療所に区別

・[⑧　　　　　　　　　　]＝高度な医療をおこなう大学病院やがんセンターなど

⇨緊急の患者に対応する[⑨　　　　　　　　　　　　]の整備　➡地域格差の課題

・[⑩　　　　　　　　　　]・家族医＝日常から自分や家族の健康を相談・受診する医師

⇨病院や薬局などとの連携　➡専門医療機関などで高度な治療が可能

▶患者が納得のいく治療を受けるために

・[⑪　　　　　　　　　　　　　　　　　　　　　]（説明と同意）

⇨医療の担い手は，患者へ治療の前に適切な説明をおこなう義務がある

・[⑫　　　　　　　　　　　　　　　　　　]

⇨治療を受けている医師とは別の医療機関の医師に「第二の意見」を求めることができる

キーワードチェック Keyword Check　次のキーワードの意味が正しければ○を，正しくなければ×をつけ，誤っているところに下線を入れよ。

(1)保健所——都道府県などが設置する機関で，保健指導や各種予防啓発活動，感染症の相談や検査などをおこなう，保健サービスの中心機関　[　　]

(2)保健センター——各政令市が設置する機関で，乳幼児健診や小児予防接種，健康相談などの生活に密着した保健サービスをおこなう　[　　]

(3)公衆衛生活動——病気予防や健康増進のため，各種機関でおこなう組織的な活動　[　　]

(4)かかりつけ医——日常から自分や家族の健康を相談・受診する医師　[　　]

(5)インフォームド・コンセント——患者に医師が治療前に適切な説明をおこなうこと　[　　]

クイズ　ドクターヘリは2018年現在，全国に何台配備されているか？　①13台　②35台　③53台

よみとき

図　かかりつけ医として必要なこと（厚生労働省医政局，2016年度調査）

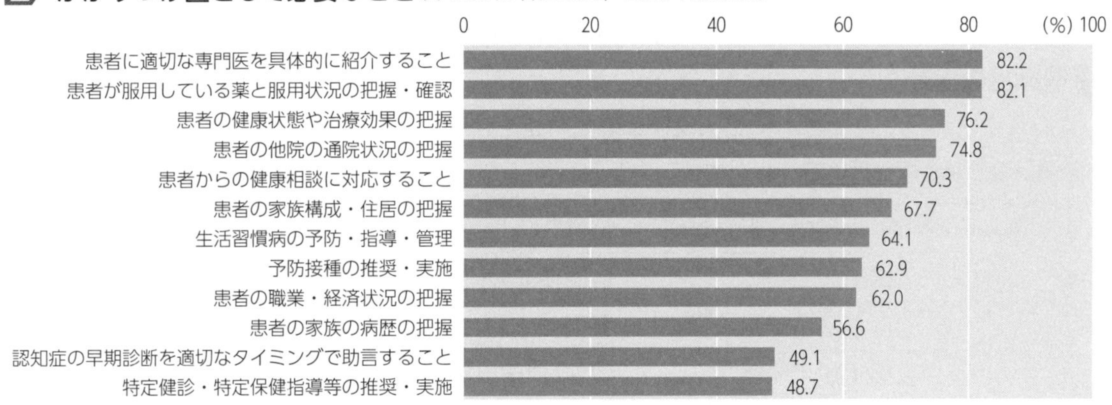

図は約650名の各診療科の院長にアンケート調査をした結果である。かかりつけ医とは，日常的に診療してもらっている各診療科の相談できる医師につけられた呼び名で，近年，医療の高度化や細分化，高齢化が進むなかで，重要性が注目されている。図の上位にある，患者への専門医の紹介，薬や健康状態，治療効果の確認，健康相談に対応することなどは，いずれも患者の健康を守り，高度な治療を受けるために必要なことである。かかりつけ医をもつメリットについて示した下の文章の空欄に，語群から２つ適切な語句を入れて完成させよう。

語群　専門医　保健所　家族　患者

かかりつけ医をもつメリットは，(1　　　　)全員の健康管理や疾病，薬の服用，介護サービスなどへのアドバイスがもらえ，ふだんの健康状態が把握できているため，緊急のとき素早い対応ができ，専門外の疾病の際には適切な(2　　　　)なども紹介してもらえることである。

Note

❸正しく服用して効果を高める ～医薬品と健康～

【教科書 p.108 ～ 109】

学習のまとめ

1 医薬品の種類

⇨病気やけが，その予防 ➡症状改善と悪化防止を目的として[①　　　　　　]を使用

▶医薬品の分類と取り扱い方

医薬品の分類		販売対応	医薬品の取り扱い	お客への説明
[②　　　　　]医薬品		[⑤　　　　]の対面販売	医師作成の処方箋が必要	薬剤師の説明
[③　　　　　]医薬品			薬局ですぐに手の届かないところに陳列（要指導医薬品は十分注意）	書面での情報提供（義務）
[④　　　　]医薬品	第１類			
	第２類	薬剤師または登録販売者	注意（かぜ薬や解熱剤，鎮痛剤など）	努力義務
	第３類		（１・２類以外の整腸薬，消化薬など）	法律規定なし

⇨薬局での薬剤師の説明：[⑥　　　　　　　]の進展 ➡[⑦　　　　　　　]で薬歴管理

⇨医薬品の用法・用量・回数・期間を守り，正しく服用

⇔　正しく服用しないと，中毒や相互作用による健康被害が起こることもある

2 医薬品による影響

▶医薬品の作用：[⑧　　　　　　]＝病気やけがの症状改善・悪化防止

：[⑨　　　　　　]＝好ましくない作用（事前にわかるものと予期できないもの）

⇨抗生物質が効かなくなる[⑩　　　　　　　　　] ➡一定の割合で出現

▶医薬品の悪影響を防ぐために

⇨新しい薬に対して安全性の審査，販売方法の制限など

⇨販売後も[⑪　　　　　　　　　　　　　　　]として一般開示（副作用情報など）

➡過去には医薬品の服用による大規模な健康被害　＝[⑫　　　　　]も発生

⇨医薬品は万能薬でない ➡人間に備わっている[⑬　　　　　　　　]を補助するもの

次のキーワードの意味が正しければ○を，正しくなければ×をつけ，誤っているところに下線を入れよ。

(1)医薬品――病気やけがなどのとき症状改善や悪化防止のため服用する薬　[　　]

(2)医薬分業――診療する医師と，医師作成の診断書をもとに薬を処方する薬剤師の役割分担　[　　]

(3)お薬手帳――処方箋薬局で提供している，自分の病歴を管理するための手帳　[　　]

(4)主作用・副作用――医薬品の作用には，病気やけがの症状改善・悪化防止のための主作用と，主作用以外の好ましくない副作用が存在する　[　　]

(5)薬剤耐性菌――ある抗生物質の投与で，病気の原因である菌には効いたが，効かなかった菌が生き残って増殖するなどして抗生物質が効かなくなった菌のこと　[　　]

(6)薬害――医薬品の飲み合わせによる大規模な健康被害　[　　]

＼クイズ／ 薬を効くと思って飲むと効果が高まることを何効果というか？　①プラシーボ　②ノシーボ　③耐性

よみとき

図 薬剤耐性菌が生まれるまで（国立国際医療研究センター病院 AMR 臨床リファレンスセンター資料より作成）

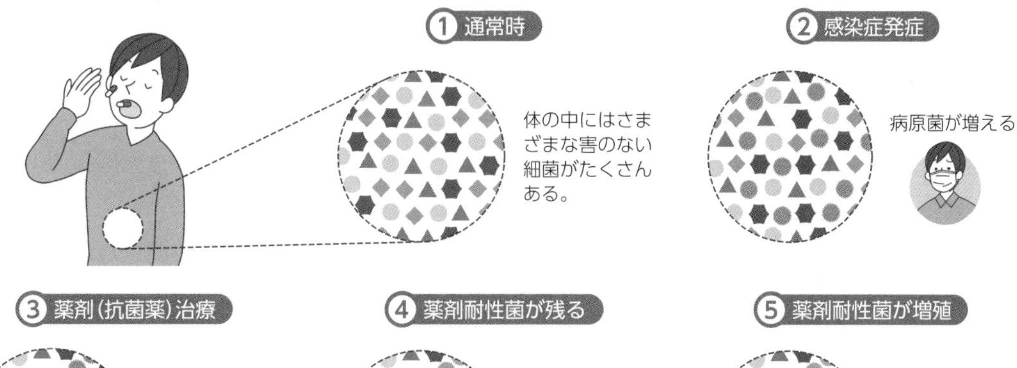

③薬剤（抗菌薬）治療

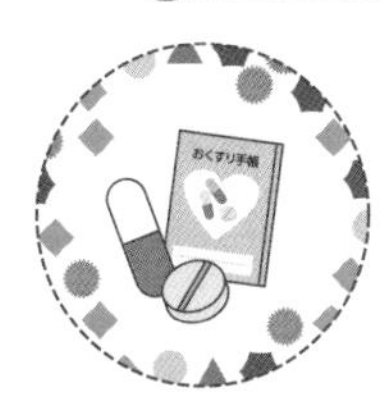

病原菌とともに体に害のない細菌も退治してしまう。

④薬剤耐性菌が残る

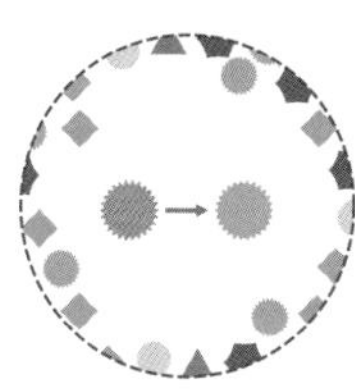

わずかにいた薬剤耐性菌が生き残ったり，病原菌が変化。

⑤薬剤耐性菌が増殖

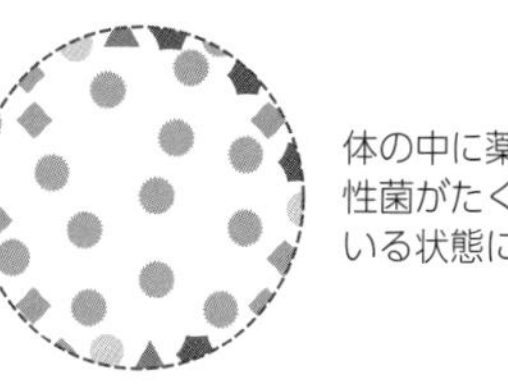

体の中に薬剤耐性菌がたくさんいる状態になる。

抗菌薬（抗生物質など）は細菌による感染症の治療のために処方されるものであり，かぜやインフルエンザなどウイルス性のものには効かない。一般に，抗菌薬を使うと，原因となる細菌には効くが，効かなかった細菌や途中で薬を飲むのをやめて残ってしまった細菌が増殖し，次に感染症が発症すると，生き残った細菌に耐性ができて同じ抗菌薬が効かなくなり，治療が困難となる。その抗菌薬の多用が問題となっている。薬剤耐性菌を生じさせないために，気をつけなければならないことをまとめた下の文章の空欄に，語群から2つ適切な語句を入れて完成させよう。

語群　ウイルス　細菌　抗菌薬　解熱剤

私たちは薬の知識を知ることによって，（1　　　　）による感染症や発熱以外では，（2　　　　）を服用することを避け，また服用する際も，医師や薬剤師の指示を守って，抗菌薬の服用を途中でやめたり，その量や回数を勝手に変更しないようにすることが大切である。

Note

p. 100の答え…③

4 ライフステージに合わせた保健活動 ～さまざまな保健活動や社会的対策～

【教科書 p.110～111】

学習のまとめ

1 日本での保健活動と対策

▶生涯にわたって健康を保つための取り組み

・国や保健所を中心に，ライフステージに合わせた[①　　　　　　　　]を実施

⇨妊娠から出産時　：母子保健や[②　　　　　　]健診，予防接種など

⇨学校では　：[③　　　　　　　　　　　　]による結核検診や予防接種など

⇨企業では　：[④　　　　　　　　]などで，がんや生活習慣病の予防・早期発見など

⇨高齢になると　：[⑤　　　　　　　　]制度の利用など

・「[⑥　　　　　　　　　　]」(2000年から10年間)　：積極的な健康づくり運動の実施

⇨生活習慣病や[⑦　　　　　　　　　　　　　　　　　]などを予防

➡[⑧　　　　　　　　　　]と特定保健指導の開始

＊特定保健指導：⑧の結果をもとに，実践的なアドバイスと積極的な支援

・「[⑨　　　　　　　　　　　　　　　　]」(2013年から10年間をめやすに継続)

⇨2015年から[⑩　　　　　　　　　　　　　　]開始

➡[⑪　　　　　　　　　　　　　　　　　　　]（運動器症候群）と，

[⑫　　　　　　]対策の追加

2 世界での保健活動と対策

▶**健康水準の格差**　：[⑬　　　　　　]➡衛生・栄養状態がよく，健康水準は高い

：[⑭　　　　　　　　　]➡食料不足による栄養失調や餓死，劣悪な衛生環境による感染症の増大などで，健康水準は低い

⇨格差改善のため，[⑮　　　　　　　　　]（WHO）や国連児童基金（UNICEF）などが活動

▶**民間国際組織の活動**　：[⑯　　　　　　　　　　]　：国際的な保健医療活動の展開

・非政府組織（[⑰　　　　　　]）や民間の非営利組織（[⑱　　　　　　]）

➡世界の紛争地域・被災地などへ医師や看護師など海外派遣　＝病気予防と健康改善に努力

キーワードチェック Keyword Check　次のキーワードの意味が正しければ○を，正しくなければ×をつけ，誤っているところに下線を入れよ。

⑴保健活動――国や保健所が中心におこなう，乳幼児健診や予防接種，各健診などの活動　[　　]

⑵学校保健安全法――結核やインフルエンザなどの感染症を予防し，健康で安全に学校教育がおこなわれるようにする法律　[　　]

⑶特定健康診査――生活習慣病やロコモティブシンドロームを対象にした検査　[　　]

⑷特定保健指導――特定健康診査の結果をもとに，面接と専門家による実践的なアドバイスと電話・メールなどによる積極的な支援　[　　]

⑸WHO――国連保健機関。保健衛生向上のために設立された国連の専門機関の一つ　[　　]

 クイズ ノーベル平和賞を受賞したことのある団体はどれか?　①JICA　②国境なき医師団　③世界自然保護基金

よみとき

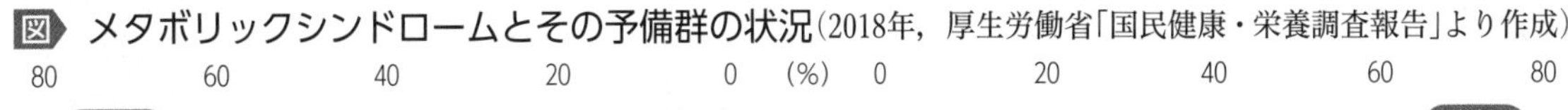

図 メタボリックシンドロームとその予備群の状況(2018年，厚生労働省「国民健康・栄養調査報告」より作成)

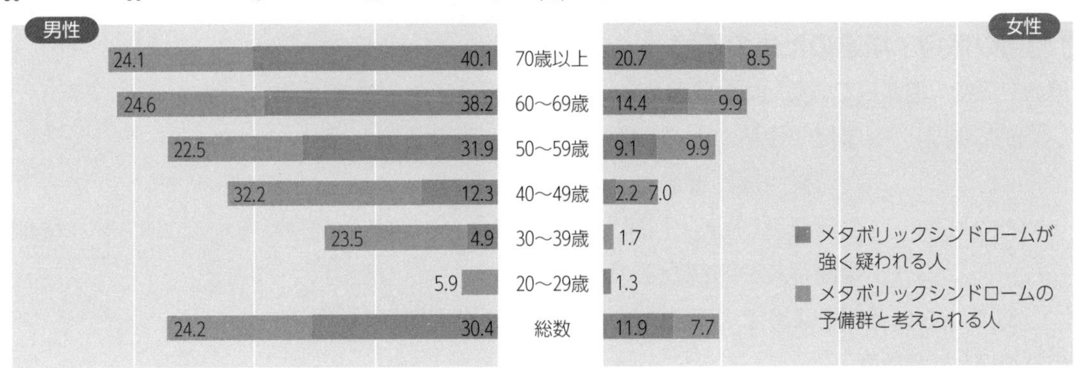

メタボリックシンドロームは，腹囲測定に加え，血圧測定，血液検査による脂質(中性脂肪とHDL コレステロールの値)と血糖値を測定して判断される(基準値は教科書 p. 119「用語解説」参照)。予備群は，腹囲が基準値をこえ，高血圧，脂質異常，高血糖のうち 1 つ当てはまる人(強く疑われる人は 2 つ以上当てはまる人)のことで，動脈硬化や生活習慣病が進行し，急性心筋梗塞や脳卒中など重い病気を引き起こす危険性が高くなる。メタボリックシンドロームの状況や，生活で気をつけることを示した下の文章の空欄に，語群から 2 つ適切な語句を入れて完成させよう。

語群　男性　女性　30　40

予備群も含めたメタボリックシンドロームが疑われる人は(1　　　)に多く，(2　　)歳台になると急に増える。重い病気につながるリスクがあり，まずは食事や運動習慣を見直して体重を減らすこと，ストレスの軽減，良質な睡眠，規則正しい生活スタイルを心がけることが重要である。

Note

5 積極的なヘルスプロモーションの推進 〜 健康に関する環境づくりと社会参加 〜

【教科書 p.112 〜 113】

学習のまとめ

1 健康の保持・増進のための環境

▶健康を保持，増進していくための要因

・内的な要因　：遺伝や性格などの[①　　　　　　　]な要因
　　　　　　　：食習慣や運動習慣などの[②　　　　　　　　　　]な要因

・外的な要因　：生活環境(地域・住居・学校など)や友人関係などの[③　　　　　　]な要因
　　　　　　　：保健行政や病院などの[④　　　　　　]な要因

⇨これらの要因をよりよく調和させていくことが大切

▶自然環境と社会環境

・[⑤　　　　　　　　]：気温・大気・水・土壌・紫外線など　➡健康的な生活を送る基本
　⇨地球レベルで考え，対応する必要

・[⑥　　　　　　　　]：日常生活を過ごす家庭や学校など　➡⑥を整えることが健康に関係
　⇨地域の学校やスポーツ施設の活用，傷害発生→救急病院やリハビリテーション施設利用

＊自然環境と社会環境のなかで，よりよい生活習慣を身につける

＊健康を保持し増進する[⑦　　　　　　　　　　　　　　　　]を積極的に推進

2 よりよい環境づくりと健康情報

▶基本的な生活環境づくり　：食事・運動・休養など

⇨家庭でのバランスの良い食習慣　：必ず[⑧　　　　　]をとる，[⑨　　　　　]を控えるなど

⇨健全な食品を購入しやすい環境づくり
　：[⑩　　　　　　]・アルコールを手軽に購入できないような地域の環境づくり

⇨健康に影響する食品添加物や[⑪　　　　　　　　　]，遺伝子組換え食品など
　：厚生労働省や保健所が出している[⑫　　　　　　　　]を活用

⇨運動　：学校や地域のスポーツ施設の利用　➡継続できる[⑬　　　　　]環境の整備が必要

⇨夜間や休日　：リラックスして休養できる環境も大切

▶情報の入手　：インターネットで環境・食事・運動・病気などの情報が手軽に入手可能
　⇨正しい[⑭　　　　　　　　　]を収集，選択　➡ヘルスプロモーションを進めていく

キーワードチェック Keyword Check　次のキーワードの意味が正しければ○を，正しくなければ×をつけ，誤っているところに下線を入れよ。

(1)自然環境――健康な生活を送るための要素である気温・大気・水・土壌・紫外線など　[　　　]

(2)社会環境――日常生活を過ごしている家庭や学校，地域の施設など　[　　　]

(3)ヘルスプロモーション――人の健康とその決定要因をコントロールし，改善できるようにするプロセス　[　　　]

(4)健康情報――公的機関などから発信される食事・運動・病気など環境に関する情報　[　　　]

クイズ　遺伝子組換え食品で表示が義務づけられていない農作物はどれか？　①小麦　②とうもろこし　③大豆

よみとき

図 現在利用している健康関連サービス（2017年，消費者庁「健康関連サービスの動向」より作成）

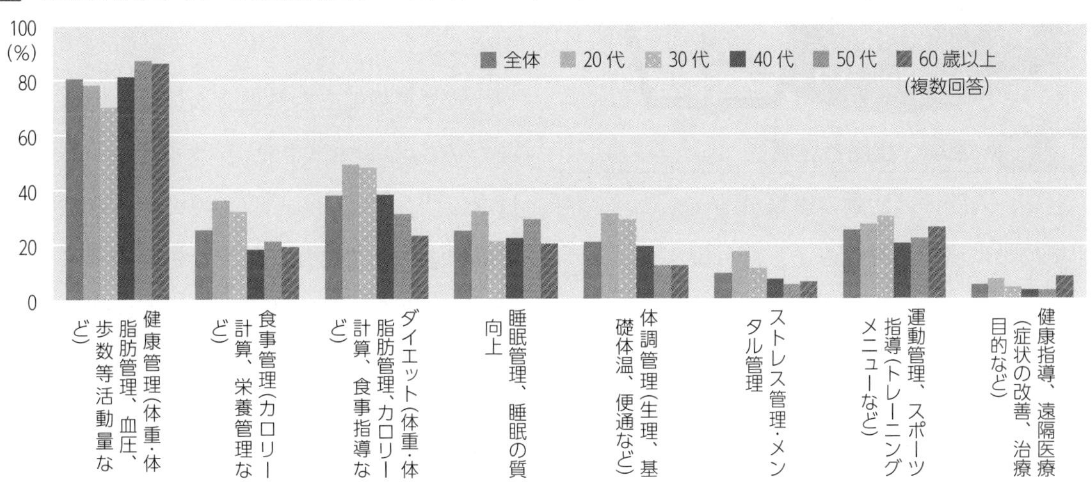

健康関連サービスでもっとも多く利用しているのは健康管理(体重・体脂肪管理，血圧，歩数など)であり，全体の約80％が利用しており，高年齢層で比較的多い。ダイエットは若年齢層で多い。また，計測器などで測定したデータや自分で入力したデータを，スマートフォンなどをとおしてアプリに登録し，対価を払うことで健康や食事に関するデータや推移を見たり，専門家からアドバイスなどが得られたりするサービスも現れている。健康関連サービスを消費者としていかに活用していくかを示した下の文章の空欄に，語群から２つ適切な語句を入れて完成させよう。

語群　健康情報　健康課題　情報　健康

自分の(1　　　　　　)を健康診断などから把握し，改善方法をインターネットなどで調べ，自分に合っているか見きわめる。(2　　　　)関連サービスを利用するときは，機能や料金，規約などをよく確認し，信頼性のあるサービス提供者か，他のサービスともよく見比べる。

Note

学習内容のまとめ ―保健編―

教科書【p.116～117】 第4章

第1節 環境・食品と健康

近年，人間の諸活動の影響が国境をこえ，地球規模の環境汚染を生みました((1))。(2)によって世界の平均気温が上昇し((3))，人間が健康で地球に住み続けることが難しくなってきています。

(4)とは，大気中に排出された有害な微粒子や気体成分が増加し，健康や環境に悪影響を与える状態をいい，現代では，中国などで発生した汚染物質が偏西風に乗って飛散し，微小粒子状物質「(5)」の濃度をさらに高めています。水の自浄作用をこえる汚染物質が川や海などに混入し，水の状態が変化することを(6)といい，有害な化学物質を含む(7)排水などが流入すると，直接または魚介類などをとおして，健康に被害を与えます。農薬散布などによって直接，または水の循環過程で二次的に土壌が汚されることを(8)といいます。農産物は土壌から必要な養分を吸収して生育するため，汚染された作物を食べると健康が害されます。汚染物質は土壌を経由し，上水道の水源や河川，地下水などを汚染することがあります。

(9)廃棄物には，日常生活で生じるごみや事業系のごみ，し尿があり，各自治体が処理しています。(10)廃棄物には，産業活動で生じた汚泥・廃油・廃プラスチックなど20種類あり，排出事業者が処理していますが，(11)や不法焼却はなくなりません。

一般廃棄物の主な処理方法には，焼却，直接埋め立て，コンポスト化，リサイクルがあります。日本の(12)でのごみ処理量は限界に近づいており，新たな処分場確保も困難で，再資源化もあまり進んでいない現状から，ごみを減らす(13)，限られた資源を繰り返し使う(14)，資源を再利用する(15)の頭文字をとった(16)運動が進められています。

食品の生産・加工・流通経路の段階で有害物質が混入すると，病原体や化学物質を含んだ飲食物による(17)が起こります。食品の安全を守るため，産地，原材料名，賞味期限または消費期限の表示や，(18)のある人のために特定7品目の表示などが義務づけられています。

第2節 保健・医療制度と機関

保健行政は，家庭や地域での生活を対象とした(19)保健行政，職場の生活を対象とした(20)保健行政，学校生活を対象とした(21)保健行政，公害対策や環境保全に関連する(22)行政に分けられます。

日本では，1997年に(23)法が施行され，脳死後に臓器の提供が可能になりました。2010年からは本人の提供意思が明確でなくても，(24)の承諾によって臓器の提供ができるようになりました。

 p. 106の答え…①

身近にある保健機関には，各都道府県に設置される(25　　　　　　)と，市町村に設置される(26　　　　　　　　)があり，各種の保健サービスを提供しています。医療機関で病気の種類や状況に応じて治療を受けますが，治療の前には(27　　　　　　　　　　　　)(説明と同意)が必要となります。

医師作成の処方箋を薬局に持ちこみ，薬剤師から説明を受けて医療用医薬品を購入する(28　　　　　　　)が進んでいます。医薬品には，病気やけがの症状改善・悪化防止の(29　　　　)と，好ましくない(30　　　　　)があり，抗生物質の効かなくなる(31　　　　)が一定の割合で出現することもわかっています。

自然環境と社会環境のなかで生活しており，よりよい(32　　　　　　　)を身につけ，家族や友人と協力して，健康を保持し，増進する(33　　　　　　　　　　　)を積極的に進めていき，そのためには正しい(34　　　　　)を収集し，選択する必要があります。

森林認証制度・水産認証制度とは

森林認証制度とは，独立した第三者機関(認証機関)が，一定の基準に基づき，適切な森林経営や持続可能な森林経営がおこなわれている森林または経営組織などを審査・認証し，その森林から生産された木材・木材製品にラベルを付けて流通させることで，消費者が選択して購入することができる制度で，持続可能な森林経営を支援する取り組みでもあります。この制度は，森林管理を認証する「森林管理認証」と，認証森林から産出された林産物の適切な加工・流通を認証する「加工・流通認証」からなっています。主な認証機関として，WWF(世界自然保護基金)を中心に発足したＦＳＣ(森林管理協議会)，ヨーロッパで始まったＰＥＦＣ評議会，日本の林業団体・環境ＮＧＯなどから発足したＳＧＥＣ(「緑の循環」認証会議)などがあります。日本の認証森林面積は他国に比べてまだ少ないのですが，経済のグローバル化が進むなか，違法伐採ではなく再造林の実施までをカバーした，木材の調達が求められています。

水産認証制度には，漁業認証，養殖認証，流通加工段階認証の３種類あります。現在，クロマグロやカタクチイワシなど，海の水産資源の約20％が過剰漁獲の状態にあると言われており，世界の天然資源枯渇が深刻化するなかで，水産養殖の需要は年々高まっています。水産資源の持続的利用や環境配慮を証明するしくみとして水産エコラベルが利用されています。海外において先行したＭＳＣ認証は漁業，ＡＳＣ認証は養殖業の認証です。日本ではＭＥＬ認証が漁業，ＡＥＬ認証が養殖業の認証であり，日本の２種類の認証は統合される予定です。認証を受けた加工製品などにはロゴマークが付き，これらの製品を選ぶ消費者も増えています。

Note

Note

Note

Note

Note

Note

Note

Note

1 スポーツは時代とともに発展していく　～スポーツの歴史的発展と多様な変化～

【教科書 p.124～125】

学習のまとめ

1 スポーツの起源と変遷

▶スポーツの起源　：世界各地で日常の遊びや生活などから発生

・紀元前3,000年ごろの[①　　　　　　　　]
➡ダンス・レスリング・ランニング・水泳などの原型

・[②　　　　　　　　]という言葉　：16世紀ごろの[③　　　　　　　　]で使用
➡世界的には特定の地域ごとに[④　　　　　　　　]が文化に根づく
④の例：中国南部・東南アジアや日本の綱引き，龍船競漕(ボート)など

▶スポーツの変遷　：古代ギリシャ・ローマ　➡運動競技や[⑤　　　　　　　　]がさかん

・紀元前８世紀ごろの[⑥　　　　　　　　]のオリンピアで祭典スポーツ大会の開始
＝[⑦　　　　　　　　]　４年ごとの開催で，約千年間続いた

・その後，市民を基盤とする社会の誕生　➡スポーツにあった地域性や民族性が薄まる
⇨広い範囲へのスポーツの普及　：[⑧　　　　　　　　]の誕生

・19世紀の[⑨　　　　　　　　]　：スポーツ団体の組織化，[⑩　　　　　　　　]や用具の統一
⇨富裕層の子どもが通うパブリックスクール
➡[⑪　　　　　　　　]を重んじる教育の開始
⇨⑨で体系化されたスポーツ　➡世界各国の教育にとり入れられる
＝[⑫　　　　　　　　]開催の基盤になった

・フランスの[⑬　　　　　　　　]　：オリンピックの復興を提唱
⇨1896年に第１回[⑭　　　　　　　　]を開催

2 日本発祥のスポーツの発展

▶日本で生まれて世界に普及したスポーツ　＝柔道・剣道・相撲・ソフトテニスなど

・柔道　：[⑮　　　　　　　　]が日本古来の[⑯　　　　]を体系化
⇨ヨーロッパに渡って普及活動　＝[⑰　　　　　　　　]の発信に貢献
➡1964年のオリンピック東京大会から競技種目として採用

キーワードチェック Keyword Check　次のキーワードの意味が正しければ○を，正しくなければ×をつけ，誤っているところに下線を入れよ。

(1)民族スポーツ――世界の特定地域の文化などに根づいて生まれたスポーツ　[　　]

(2)古代オリンピック――紀元前８世紀ごろ，ローマで始まった祭典スポーツ大会　[　　]

(3)近代スポーツ――市民社会が誕生し，スポーツの地域性や競技性が薄まって，世界の広い範囲に普及し，ルールや用具の統一などもおこなわれた　[　　]

(4)クーベルタン――フランスの教育者で，スポーツを人類の平和や発展に役立てようと考え，オリンピック復興を提唱し，第１回近代オリンピック大会を開催　[　　]

Q? クイズ 日本発祥のスポーツはどれか？　①卓球　②駅伝　③ｅスポーツ

② スポーツの祭典の開催意義 ～オリンピックとパラリンピック～

【教科書 p.126～127】

学習のまとめ

1 スポーツによる国際交流や世界平和

⇨極限の可能性を追求する[①　　　　　　　　　　]：夢や感動を与える
⇨国際大会を通じた交流　：自分たちとは異なる[②　　　　　]や社会の相互理解の手助け
　➡世界規模のスポーツイベントの影響力は大きい
　　＝オリンピック・パラリンピック，サッカー[③　　　　　　　　　　]

2 オリンピックとパラリンピックの意義

▶近代オリンピック
・国際オリンピック委員会([④　　　　　　])の主導　＝クーベルタンの提唱で設立
　⇨1896年にギリシャの[⑤　　　　　　]で，第1回近代オリンピック大会が開催
　⇨第一次・第二次[⑥　　　　　　　　]による3回の大会中止
　⇨1972年のミュンヘン大会でのパレスチナ武装組織による[⑦　　　　]事件
　⇨1980年のモスクワ大会でのソ連のアフガニスタン侵攻への抗議
　　➡日本など資本主義諸国がオリンピックを[⑧　　　　　　　　]
・大会の肥大化や開催費用の高騰　➡オリンピックの存続に大きな影響
　⇨IOCがオリンピック・[⑨　　　　　　　　　]2020を公表し，改革へ
▶パラリンピック
・原点　：1948年のストーク・マンデビル病院でのリハビリテーションを兼ねた競技会
・1960年ローマ大会後の国際ストーク・マンデビル大会＝第1回[⑩　　　　　　　　　　]
・1964年東京大会から車いす使用者以外も対象　・1976年[⑪　　　]オリンピック後も開催
▶オリンピックムーブメント　＝オリンピックを通じて友情・連帯・フェアプレイの精神を育み，相互理解によって，[⑫　　　　　　　　]をめざす活動
⇨[⑬　　　　　　　　　　　　　　]にもとづいてオリンピックはおこなわれる
　└➡オリンピズムの根本原則やオリンピックムーブメントの基準を定めたもの
⇨活動　：オリンピックの研究・教育・普及活動，ドーピングの撲滅，パラリンピックの推進など

キーワードチェック Keyword Check

次のキーワードの意味が正しければ○を，正しくなければ×をつけ，誤っているところに下線を入れよ。

(1)競技スポーツ――技術や記録の向上をめざし，極限の可能性を追求するスポーツ　[　　]
(2)近代オリンピック――クーベルタンの提唱で1896年にアテネで開催の国際競技大会　[　　]
(3)パラリンピック――さまざまな部位に障害のある者を対象とする，現在は夏季オリンピック後に同じ開催都市でおこなわれる国際競技大会　[　　]
(4)オリンピックムーブメント――競技大会を通じて友情・連帯・フェアプレイ精神を育み，相互理解によって，世界平和をめざす活動　[　　]

クイズ　IOCの本部があるのはどの国か？　①ギリシャ　②イギリス　③スイス

③ ドーピングは心・体・社会に害を及ぼす 〜ドーピングとアンチ・ドーピング〜

【教科書 p.128 〜 129】

学習のまとめ

1 オリンピックとドーピング

▶なぜドーピングをするのか

・[①　　　　　　　　] ＝競技力を高めるため使用禁止薬物を体内にとり入れる行為

⇨おこなう理由　：世界大会での勝利　＝選手や指導者に名声と莫大な[②　　]をもたらす

：注目を浴びる大きな大会での選手のプレッシャーや[③　　　　]

▶オリンピックでのドーピング違反

・1960年ローマ大会　：オリンピック史上初のドーピングによる死亡事故

⇨1968年の冬季・夏季大会よりドーピング検査([④　　　　　　　　])の実施

➡現在では多くの薬物が禁止となり，ドーピングの定義そのものも大きく変更

⇨定義　➡競技者の生体からの検体に禁止物質か，その代謝物またはマーカーが存在

➡禁止物質・方法を使用　➡保有，使用のくわだて　➡検体採取を[⑤　　　　]

(故意でなく，まちがって禁止物質を摂取しても[⑥　　　　])

2 ドーピングの問題点とアンチ・ドーピング

▶ドーピングを禁止するのはなぜか

・理由　：選手の健康を害する(大量・長期間の服用で重大な副作用や[⑦　　　　　　])

：公正さを壊し，[⑧　　　　　　　　　　]の精神に反する

：禁止薬物には麻薬類も含まれるため，他人への危害や社会に害を及ぼす

▶ドーピングの根絶とスポーツマンシップ

・ドーピング行為を防ぐための取り組み＝[⑨　　　　　　　　　　　　]

⇨1999年に世界アンチ・ドーピング機構([⑩　　　　　　　　])設立

➡それでもドーピング[⑪　　　　]数は減らない　➡規制は必要だが不十分

＊不正手段を使ってまで競われるようなスポーツが夢や感動を与えるのか？

➡選手やスポーツ関係者は見つめ直す必要がある

➡正々堂々とスポーツをおこなう態度や精神

＝[⑫　　　　　　　　　　　　]をもち続けることが大切

キーワードチェック Keyword Check

次のキーワードの意味が正しければ○を，正しくなければ×をつけ，誤っているところに下線を入れよ。

(1)ドーピング——競技力を高めるため違法薬物などを体内にとり入れる行為　[　　]

(2)フェアプレイ——ルールを守り，対戦相手を尊重し，全力をつくすなどの行為　[　　]

(3)アンチ・ドーピング——ドーピング行為を防ぐための取り組み　[　　]

(4)ＷＡＤＡ——国際的なスポーツにおけるドーピング活動を促進し，調整する機関　[　　]

(5)スポーツマンシップ——正々堂々とスポーツをおこなう態度や精神　[　　]

 クイズ　誤って服用してドーピング違反になったことがあるものはどれか？　①漢方薬　②うがい薬　③コーヒー

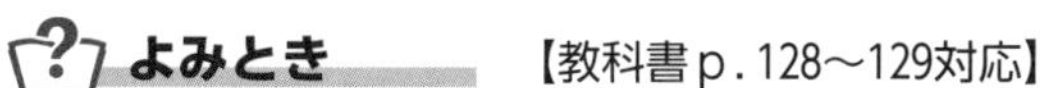

よみとき　【教科書 p. 128〜129対応】

図　日本におけるドーピング検査の競技種目別陽性率
(JADA 資料)

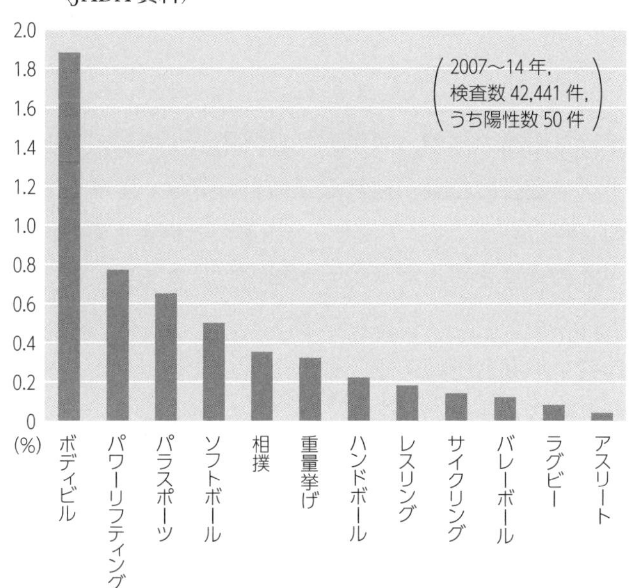

日本のドーピング検査陽性率は世界と比較しても極端に少ないうえに，陽性のほとんどが「うっかりドーピング」と呼ばれる意図的でないドーピング違反である。医師に処方してもらった薬なのに禁止物質が含まれていたり，自分の判断で薬やサプリメントを求め，そのなかに禁止物質が含まれていたりすることが多い。「うっかりドーピング」を防ぐために，どのような対策をとればよいかを示した下の文章の空欄に，語群から 2 つ適切な語句を入れて完成させよう。

語群　うっかり　アンチ　医療　教育

競技者はドーピング禁止物質を使用すると，意図的かにかかわらず，ドーピング防止規則違反となる。この「(1　　　　　　　　)ドーピング」を防ぐには，競技者に適切な処方のために，専門的な知識をもった薬剤師（スポーツファーマシスト）などが(2　　　　　)機関に対して，最新のアンチ・ドーピング関連情報や処方提案を積極的に発信していく必要がある。

Note

年　月　日　検印

４ ビジネス化するスポーツ　～スポーツの経済効果とスポーツの価値～

【教科書 p.130～131】

学習のまとめ

1 スポーツ産業の発展と経済への影響

▶スポーツ産業の多様化と拡大

・[①　　　　　　　　] ：スポーツ用品の供給，スポーツの情報・サービスの提供
スポーツ施設の建設・運営など幅広い業種で構成

⇨今日では[②　　　　　　]の増加　➡[③　　　　　　]を楽しむ機会も増加

➡スポーツの需要の高まり　➡メディアの発達とともに，①も多様化し，急速に拡大

▶日本のスポーツ産業

・昭和の時代　：スポーツ用品の製造・卸売・小売分野の確立

⇨1964年の東京オリンピックをきっかけ　➡スポーツの[④　　　　　]が進む

➡スポーツ情報を提供する[⑤　　　　　　]も発展

＊スポーツ雑誌・ラジオから，[⑥　　　　　　　]へ

⇨1984年の[⑦　　　　　　　　]オリンピック：民間企業資金導入＝多額の利益

・スポーツビッグイベントでの[⑧　　　　　　　　]やテレビ放映権

➡ビジネスの対象に　➡[⑨　　　　　　　　　　]が定着

・スポーツ産業の規模の拡大　➡複合産業や新たな分野の誕生

⇨市場規模の拡大　＝経済活動全体に大きな影響を及ぼすようになった

2 スポーツの価値の遵守

▶スポーツの価値の低下　：経済波及効果が高まる　➡スポーツ自体の価値をおとしめる行為

⇨倫理的・社会的に問題のある[⑩　　　　　　]の撤廃

⇨スポーツのもつ公正さや健全性の維持　＝スポーツの[⑪　　　　]を高める必要性

⇨さまざまな脅威(八百長・違法賭博，ガバナンスの欠如，暴力，ドーピングなど)

➡スポーツにおける誠実性・健全性・高潔性

＝[⑫　　　　　　　　　　　　]を守る取り組みの実施

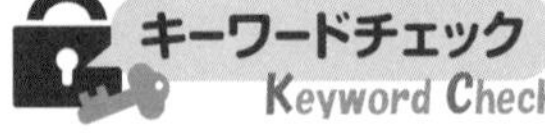

次のキーワードの意味が正しければ○を，正しくなければ×をつけ，誤っているところに下線を入れよ。

(1)スポーツ産業――スポーツ用品の供給や，情報・サービスの提供，施設の建設・運営などスポーツに関する幅広い業種で構成されている産業　[　　]

(2)スポンサーシップ――政府がスポーツイベントを資金や用具などの面で援助することで，企業や商品の認知度を高め，イメージアップをはかる協賛活動　[　　]

(3)スポーツのビジネス化――スポーツのビッグイベントなどで，スポンサーシップやテレビ視聴率などがビジネスの対象になること　[　　]

(4)スポーツ・インテグリティ――スポーツにおける誠実性・健全性・高潔性　[　　]

Q? クイズ スポーツ施設などに，協賛金を支払うことで名称をつけられる権利はどれか？ ①命名権　②任命権　③肖像権

年　月　日　検印

5 環境にやさしいスポーツ大会をめざして ～スポーツが環境や社会にもたらす影響～

【教科書 p.132～133】

学習のまとめ

1 スポーツ空間の拡大と環境保護

▶スポーツ人口の増加とスポーツ空間の拡大

⇨競技スポーツだけでなく，ウォーキングなどだれもが楽しめるスポーツ人気の高まり

⇨スポーツ用具の進歩と新素材利用など　➡[①　　　　　　　　]の増加

⇨空中でのハンググライダー・スカイダイビング，海でのスキューバダイビング・ヨットなど

＝[②　　　　　　　　　　　　]も安全に楽しめるようになった

➡[③　　　　　　　　　　]の拡大につながっている

▶環境にやさしい大会

・国際スポーツ大会　：巨大化し，広範囲な[④　　　　]をともなう

＝[⑤　　　　　　　]へ直接つながる危険性　➡[⑥　　　　　　　]への影響危惧

⇨大きな国際スポーツ大会では[⑦　　　　　　　　　　　]実現に向けた取り組み

➡太陽光や風力発電，リサイクルや緑化などをとり入れる

＝「[⑧　　　　　　　　　　　　　]」をめざした計画立案

・日本での取り組み　➡[⑨　　　　　　](日本オリンピック委員会)を中心

⇨さまざまな[⑩　　　　　　　]のイベント開催　：地域社会と連携

➡プロスポーツ界による植林活動，エコバックの配布など

2 巨大化するスポーツ大会とその後の対策

▶日本で国際スポーツ大会が開催されると，[⑪　　　　]環境の改善に寄与

⇨外国人旅行客の増加

⇨高齢者や障害のある人のための[⑫　　　　　　　　　　　　]対応

▶大会終了後の課題　＝巨大な[⑬　　　　　　　　　　]をどう使うかの問題

⇨多額の維持管理費用がかかる

⇨市民の生涯スポーツ施設に向いていない　➡大会終了後[⑭　　　　]される施設も多い

＊オリンピック・パラリンピックによる遺産([⑮　　　　　　　])創出に向けた取り組み

＝オリンピック開催を契機として社会に生み出される持続的な効果(施設だけではない)

キーワードチェック Keyword Check　次のキーワードの意味が正しければ○を，正しくなければ×をつけ，誤っているところに下線を入れよ。

(1)スポーツ人口――競技スポーツやだれもが楽しめるスポーツもする人を含めた人数 [　　]

(2)スポーツ空間の拡大――陸の上や屋内のみならず，空中や海などスポーツをする場所が増えること [　　]

(3)環境にやさしい大会――国際大会などで，持続可能な社会環境に配慮した大会 [　　]

(4)レガシー――オリンピックなどの開催を契機に，社会に生み出される一時的な効果 [　　]

＼クイズ／ 実施に資格が必要なスポーツはどれか？ ①シュノーケリング　②スキューバダイビング　③ロッククライミング

よみとき 【教科書 p. 130〜131対応】

図 スポーツ・インテグリティをおびやかす要因（日本スポーツ振興センター資料）

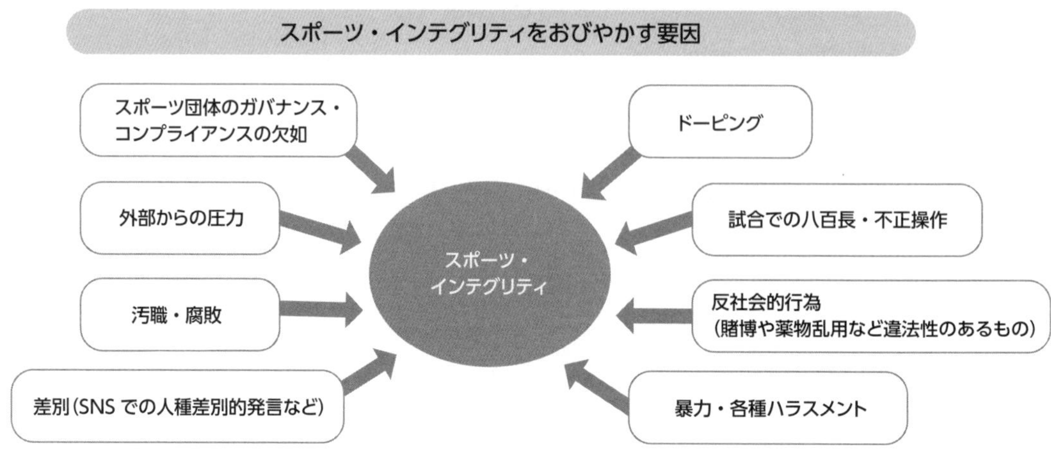

スポーツ・インテグリティ（スポーツにおける誠実性・健全性・高潔性）をおびやかしている各要因は，勝たなければ，結果を出さなければならないといったプレッシャーや金銭的な見返りなどが動機となり，審判やだれも見ていないなどの状況のなかで，行為を軽く考え，自分を正当化するために生じている。スポーツ・インテグリティを守るために，まず選手・指導者・関係者はどうすべきかを示した下の文章の空欄に，語群から２つ適切な語句を入れて完成させよう。

語群　モニタリング　プログラム　特訓　体罰

選手や指導者，関係者はスポーツ・インテグリティの意義を理解し，適切な行動がとれるよう効果的な教育・研修（1　　　　）を受け，注意事項を認識する。コーチ育成においても，（2　　　）やハラスメントなど不適切な指導を防ぎ，適切な指導ができる人材育成を進める。

Note

Note

Note

Note

年　月　日　検印

1 運動場面で異なるさまざまな運動技術 ～運動やスポーツの技術と技能～

【教科書 p.138 ～ 139】

学習のまとめ

1 運動技術と運動技能

・[① 　　　　　　]：スポーツの場面で課題をおこなうための合理的で効率的な実施方法

例：走り高跳び ➡はさみ跳び・ベリーロール・背面跳びなどの跳び方が①

・[② 　　　　　　]：運動技術を技量や学習水準に合わせて練習によって身につけた能力

⇨同じ①でも，個人によって発揮される②は異なる

2 クローズドスキルとオープンスキル

・[③ 　　　　　　]：対戦相手の動作などに影響されず発揮できる技術

・[④ 　　　　　　]：変化する状況に対応して発揮する技術

▶クローズドスキル中心の運動種目

：器械運動・体操競技・陸上競技(競走・跳躍・投てき)・競泳競技など

⇨自分の体を制御し，[⑤ 　　　　]した運動をすることが重要

➡正しいフォーム，正確性，スピード，効率性などを目標に[⑥ 　　　　]する

＊マラソン：ほかの選手とかけ引き➡[⑦ 　　　　　　]の要素も必要

▶オープンスキル中心の運動種目

：球技・柔道・剣道など

⇨すばやく相手やボールの位置など環境の[⑧ 　　　　]を読みとり，適切な状況判断が重要

➡⑥で身につけた運動技能を，適切に状況判断によって選択し，正しく発揮する

・球技のさまざまな型　：選手とボールが動き，状況がつねに変化するため，⑦が必要

➡[⑨ 　　　　　　]球技：ドリブルやパスでボールを動かし，制限時間内にシュートなどによって得点を相手と競い合う　例：バスケットボール・サッカー・ラグビーなど

➡[⑩ 　　　　　　]球技：ネットを挟んだコートでラケットなどを使い，相手コートへ返球し，一定の得点への到達を競い合う　例：バレーボール・卓球・テニスなど

➡[⑪ 　　　　　　]球技：バットでの打撃と走塁の攻撃，捕球や送球などの守備で攻守交代しながら一定回数内で得点を競い合う　例：野球・ソフトボールなど

＊テニスのサーブなど：環境の影響少ない➡[⑫ 　　　　　　]の要素も必要

キーワードチェック Keyword Check　次のキーワードの意味が正しければ○を，正しくなければ×をつけ，誤っているところに下線を入れよ。

(1)運動技術――スポーツの場面で課題をおこなうための合理的で効率的な実施方法　[　　]

(2)運動技能――運動技術を技量や学習水準に合わせて試合によって身につけた能力　[　　]

(3)クローズドスキル――比較的流動した状況で，対戦相手の動作などに影響されず発揮できる運動技術　[　　]

(4)オープンスキル――変化する状況に対応して発揮する運動技術　[　　]

 ＼クイズ／ 女子陸上投てき競技の世界記録で最長なのはどれか？　①円盤投げ　②ハンマー投げ　③やり投げ(新規格)

❷ 技能の上達のための3つのステップ ～運動技能の上達過程～

【教科書 p.140～141】

学習のまとめ

1 運動技能の上達のために

・[① 　　　　　　　]：野球の捕球や投球のように単独の技能

・[② 　　　　　　　]：基本技能をあわせた技能で，つなぐための動きや判断力も含める

▶**運動技能上達の初期段階**：種目のルールや全体構造，[③ 　　　　　　　]を理解する段階

⇨感覚と動作は一致しないが，[④ 　　　　]の繰り返しで目標イメージに近づく

＊[⑤ 　　　　　　　]：他球技などでボールへの身体的慣れがあると技の習得が早い

▶**運動技能上達の中期段階**：自分と目標レベルとの動作の[⑥ 　　　　]がわかる段階

⇨フィードバック情報で動作の修正ができ，感覚と動作が一致してくる

＝[⑦ 　　　　　　　　　　　　　　　]＝経験や映像などから動作が修正できる

▶**運動技能上達の後期段階**：予測が働き，強く意識しなくても[⑧ 　　　　]に動作ができる段階

＝動作の[⑨ 　　　　　　　]➡動作の正確性・強さ・速さが増す＝動きがスムーズ

➡動作中に周囲の状況にも注意が払える＝動きの調整も可能

2 練習曲線と戦術・戦略

▶**スポーツの練習効果**：動作の滑らかさ・スピード性・再現性として現れる

⇨[⑩ 　　　　　　　]としてえがかれる：技術や精神状態，体力的な部分も関係

➡人の特性(体力･意欲･動機･スポーツ経験など)で[⑪ 　　　　　　　]の向上速度異なる

＊運動技能が未熟な時期：運動技能は急速に上達

＊運動技能が向上する途中：上達が一時的に停滞＝[⑫ 　　　　　　　]

：一時的な技能の低下＝[⑬ 　　　　　　　]

▶[⑭ 　　　　]：集団や対人種目で，運動技能がつながって攻めや守りの基本となる戦い方

⇨試合中に相手の行動や状況に応じて自分の行動を調整し協力する具体的・実践的行為

▶[⑮ 　　　　]：戦術を発揮するための長期的展望をもった全体計画

⇨一つ一つのゲームの戦術やトレーニング，チームづくりまでも含む考え方

キーワードチェック *Keyword Check*

次のキーワードの意味が正しければ○を，正しくなければ×をつけ，誤っているところに下線を入れよ。

(1)技の転移――他球技などでボールへの身体的慣れがあると技の習得が早くなること [　　]

(2)フィードバック効果――自らの経験や実際の映像などから動作が修正できること [　　]

(3)動作の自動化――予測が働き，強く意識せずに自然に技能ができるようになること [　　]

(4)プラトー――運動技能が向上する途中で上達が一時的に向上すること [　　]

(5)スランプ――運動技能が向上する途中で一時的に技能が低下すること [　　]

(6)戦術――集団や対人種目で，運動技能がつながり攻めや守りの基本となる戦い方 [　　]

(7)戦略――戦術を発揮するための短期的展望をもった全体計画 [　　]

クイズ 次のうち基本技能でないものはどれか？　①ドリブルシュート　②トラップ　③リフティング

❸ 運動課題の発見と解決 ～運動技能の高め方と運動課題の解決方法～

【教科書 p.142 ～ 143】

学習のまとめ

1 目標設定と運動技能を高める方法

▶**目標設定の方法** ⇨運動技能を高めるには[①]が必要 ：次の4つを意識

(1)[②]かつ挑戦的な目標である (2)具体的な目標である

(3)長期・中期・短期の目標を設定する (4)結果目標と[③]目標を設定する

⇨[④] ：目標を達成するために，いくつかの[⑤]に分ける

各時期の課題を明確にし，各課題にあった練習内容を決める

⇨毎回の練習のために具体的な計画を立てる

➡1日の練習後は[⑥]などを書き，自分のレベルをつねに正確に把握

▶**運動技能を高める工夫** ：次の9つの方法がある

(1)補助者の手助け・補助具の利用 (2)運動技能に似た補強運動で[⑦]体力を高める

(3)運動している状態を思い浮かべ[⑧]をする

(4)理想的パフォーマンス映像を繰り返し見て印象づけ (5)運動・筋感覚を正確にとらえる

(6)指導者や仲間からの助言を受け，自分の動きを客観的にとらえる([⑨])

(7)[⑩]の活用：自分の動作と理想的イメージを比較([⑪])

(8)長所をのばし，短所を克服 (9)得意技を軸に運動技能の幅を広げる

2 運動課題の設定と解決方法

▶**運動課題の解決方法**：ときには[⑫]の力を借りて運動課題を解決する手順

(1)練習過程での運動課題を明確 (2)⑫とともに考え，練習の内容・回数・時間などを決定

(3)(2)の練習を一定期間おこない，運動技能の結果と[⑬]を⑫へ伝える

(4)⑫は新たな課題に対して指示する (5)⑫は選手の運動技能を客観的に評価し，支援する

(6)⑫からの新たな指示の内容に対し，理解を深め，提示された運動をおこなう

▶**自分に合った方法を考える** ：努力したわりに上達が遅く，[⑭]が上がらない原因

(1)運動技能習得の手段や方法をまちがえている (2)運動種目が身体的特性に不向き

(3)身体の成長が技能の習得可能な段階に未達 (4)レベルが高く，基礎的な技能や体力の不足

▶**教え合って上達する** ：[⑮]のレベルアップを意識

⇨運動技能の高い人が低い人に指導 ➡技能の低い人は上達のきっかけ

➡高い人も基礎的な技術を再認識できる

キーワードチェック Keyword Check 次のキーワードの意味が正しければ○を，正しくなければ×をつけ，誤っているところに下線を入れよ。

(1)イメージトレーニング――試合している状態を思い浮かべてトレーニングする方法 [ ]

(2)他者観察――指導者や仲間からの助言を受け，自分の動きを主観的にとらえる方法 [ ]

(3)自己観察――自分の動作と理想的イメージを比較し，練習に活用する方法 [ ]

 ＼クイズ／ メジャーリーグで見られる測定器「トラックマン」を最初に使ったのはどれか？ ①ゴルフ ②テニス ③サッカー

よみとき　【教科書p. 140～141対応】

図 情報のフィードバックの実験結果（杉原，1976年）

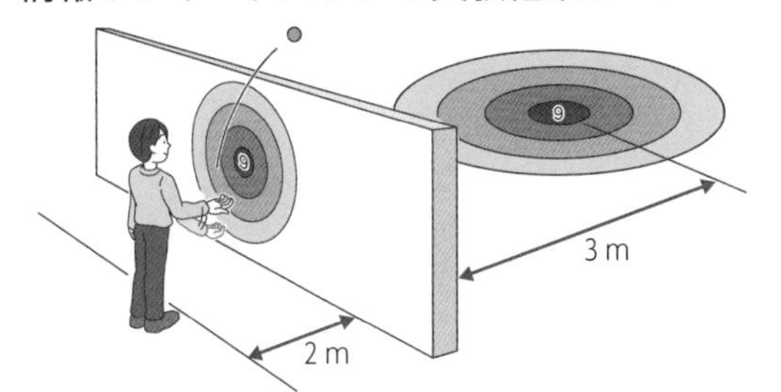

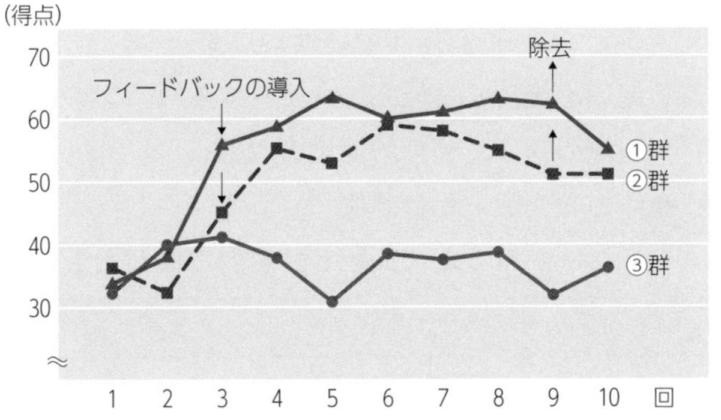

左の図は，衝立（ついたて）の向こうにある，同心円の見えない的（まと）（中心ほど高得点）をねらってボールを10回投げたときの実験の結果である。下のグラフはボールの落ちた位置について，①群は情報を図で与えられた場合，②群は情報を得点で与えられた場合，③群は情報を与えられない場合の結果を示したものである。情報が与えられた①・②群で回を重ねると成績が向上していることがわかる。この実験結果もふまえて，情報のフィードバック効果について示した下の文章の空欄に，語群から２つ適切な語句を入れて完成させよう。

語群　感覚　情報　継続　反復

記録やアドバイス，実際の映像などからの（1　　　　）をフィードバックすることによって，運動動作の修正ができる。この実験の場合，運動の結果がフィードバックされない状態では運動動作がうまくいかないことがわかる。（2　　　　）することで運動動作が上達することもわかる。

Note

p. 128の答え…②　p. 129の答え…①

4 体力──さまざまな体力要素の集合体 ～運動やスポーツの種類に応じた体力～

【教科書 p.144 ～ 145】

学習のまとめ

1 スポーツ種目と体力

・[①　　　　] ：さまざまな体力の要素を総合したもの

⇨[②　　　　　　] ：環境に対して積極的に行動する能力 ➡活動の基盤となる

＊運動を力強くおこなう能力 ＝[③　　　　]と瞬発力

＊運動を長く続ける能力 ＝[④　　　　　　](全身持久力・筋持久力)

＊運動を上手におこなう能力 ＝[⑤　　　　　　](平衡性・敏捷性)と[⑥　　　　　　]

⇨[⑦　　　　　　] ：ストレスに対し健康を維持する能力 ➡生存するうえでの基盤

＊免疫，生理的抵抗力，体温調節，器官・組織の構造，精神的適応力など

・[⑧　　　　　　　　　　　] ➡体力の測定・総合評価

＝体力を，行動体力を構成する[⑨　　　　　　　]ごとに測定し，総合評価したもの

とくに重要な体力要素	スポーツ種目
筋力・瞬発力	[⑩　　　　　　　]，相撲，重量挙げ，砲丸投げなど
持久力	[⑪　　　　　　　]，トライアスロン，自転車ロードレースなど
調整力・柔軟性	アーティスティックスイミング，射撃，[⑫　　　　　　　]，ヨットなど

➡スポーツ種目によって重要な⑨は異なる ⬅種目の相対的な重要性，他の⑨も必要

＊高校生の段階 ：健康で丈夫な体をつくるため，バランスよく体力を高めることが重要

2 スポーツにおける運動技能と体力

⇨高いレベルの[⑬　　　　　　　]を発揮するためには，可能にする体力的な裏づけが必要

＊陸上競技の長距離走：高い全身持久力 ＋ 長い距離を短い時間で走りきる⑬が必要

⇨運動技能と[⑭　　　　]は相互に関連 ➡ 技術の習得 ＋ ⑭の向上

➡個人差があるので，自分の⑬に応じて運動やスポーツを楽しみ，徐々に能力を高める

キーワードチェック Keyword Check

次のキーワードの意味が正しければ○を，正しくなければ×をつけ，誤っているところに下線を入れよ。

(1)行動体力──環境に対して積極的に行動する能力で，人の活動の基盤となる [　　]

(2)防衛体力──ストレスに対して精神状態を維持する能力で，人が生存するうえでの基盤となる [　　]

(3)筋力──行動体力の要素の一つで，運動を力強くおこなう能力である [　　]

(4)持久力──行動体力の要素の一つで，運動を長く続ける能力である [　　]

(5)調整力──防衛体力の一つで，運動を上手におこなう能力である [　　]

(6)体力要素──行動体力を構成する，筋力や瞬発力，持久力，調整力，柔軟性などからなり，スポーツ種目によってすべての体力要素が重要となる [　　]

 クイズ 筋力・瞬発力，持久力，調整力・柔軟性が総合的に必要なのはどれか？ ①サッカー ②100m 走 ③器械体操

5 トレーニング――3つの原理と5つの原則 ～自分の体力を知り，高めるために～

【教科書 p.146 ～ 147】

学習のまとめ

1 高校生の体力と体力維持の重要性

▶**高校生の体力の変化**　：体力は成長とともに向上し，[①　　　]代にピークを迎える

⇨高校生の体力　：[②　　　　　　]が導入された1999年以降はゆるやかに向上

➡比較可能なテスト項目との比較：1980年代がもっとも[③　　　　　]が高い

➡体力の高い人と低い人との差が拡大　=[④　　　　　]が進む

▶**体力低下の背景**　：科学や技術の進歩により

⇨労働や移動のときの負担が軽くなった

⇨ゲームやスマートフォンの普及の影響　➡幼・少年期から体をあまり動かさない生活

＊[⑤　　　　　　]に拍車がかかり，[⑥　　　　　　]を引き起こすといわれる

➡健康的で活力に満ちた生活を送るため：[⑦　　　　]を一定以上のレベル維持

2 体力を高めるためのトレーニングの方法

▶**自分の体力水準を把握する方法**

⇨能力や欲求に応じて[⑧　　　　　　　　　　　　　]の作成・実践

＊自分の体力水準を把握する方法　=[⑨　　　　　　　　　]：成人まで実施

➡[⑩　　　　　　]ごとにどの水準か　➡定期的な測定でどのように変化したか

➡その間のトレーニングが適切であったか　などを確認

▶**目的に応じたトレーニング方法**

⇨自分の体に適切な時期に働きかけをおこなう　➡環境への[⑪　　　　　]で体力は向上

➡3つの原理と5つの原則=[⑫　　　　　　　　　　　　　　　　]を理解

➡自分の目的に応じて運動・スポーツの種類を決定し，効果を上げるための条件を設定

＊3つの条件：運動やスポーツの強さ([⑬　　　　　　　])・運動時間・運動頻度

[⑭　　　　　　　　]トレーニング	運動を力強くおこなう能力(筋力)を高める
[⑮　　　　　　　　]トレーニング	長く続ける能力(持久力)を高める
[⑯　　　　]的な動作練習	上手におこなう能力(調整力)を高める
[⑰　　　　　　　]トレーニング	上記の3つの能力をバランスよく向上させる

キーワードチェック Keyword Check　次のキーワードの意味が正しければ○を，正しくなければ×をつけ，誤っているところに下線を入れよ。

(1)トレーニング・プログラム――運動をおこなうとき体力や欲求に応じた作成計画　[　　]

(2)トレーニングの原理・原則――目的に応じたトレーニングをおこなう際の3つの原理と5つの原則からなる考え方　[　　]

(3)運動強度・時間・頻度――トレーニング効果の効率を高めるために，運動やスポーツをどのくらいの強さ・時間・頻度でおこなえばよいかという条件　[　　]

＼クイズ／ 柔軟性を養うトレーニングはどれか？ ①メンタルトレーニング ②インターバルトレーニング ③ストレッチング

6 スポーツにおける危険を予防しよう　～運動・スポーツ時の健康と安全の確保～

【教科書 p.148～149】

学習のまとめ

1 運動・スポーツ時の健康や安全への配慮と対策

▶**運動やスポーツでの危険の想定と予防**　➡方法や頻度，環境などによって病気やけがの原因
⇨気温・湿度・雨・風・雷などの[①　　　　　]や自然環境の変化
➡起こりうる[②　　　]に注意を払い，できるだけ危険性を少なくしておく
＊運動・スポーツ活動中だけでなく，その実施前後での適切な対応方法を[③　　　]
＊危険の発生状況を知り，[④　　　　　]を取り除いたり，減らしたりしておく

▶**けがや事故の発生要因**　(1)個人の特性に関連する[⑤　　　　　]
(2)おこなう場所，用具，天候に関連する[⑥　　　　　]
(3)運動・スポーツの実施内容に関連する[⑦　　　　　]

▶**個体要因**　：体力・体格の個人差，健康状態・体調，疲労の状態などが関係する
⇨これらの状態をよく確認し，[⑧　　　]をしないことが大切
➡準備運動([⑨　　　　　])　➡けがの予防
➡運動実施前に体の痛みや体調の確認をおこなう
➡運動後の軽めの全身運動やストレッチング([⑩　　　　　])
➡疲労回復のための食事・休養・睡眠の調和のとれた生活　＝[⑪　　　　　]

▶**環境要因**　：運動場所(広さ・状態など)，器具・用具(設置・使い方など)，気温・天候などに注意
➡実施前だけなく，実施中も確認　➡器具・用具はまわりの人も確認

▶**運動要因**　：運動の量・強度・頻度　➡体力・技能レベルに合っているか(段階的な練習を)

2 運動・スポーツ中の外傷・障害と処置

▶**スポーツ外傷とスポーツ障害**
・[⑫　　　　　]：運動時に発生する突発的なけが(捻挫・打撲・脱臼・骨折など)
・[⑬　　　　　]：運動のしすぎ，同一部位の使いすぎによるけが
(疲労骨折・関節症・腰痛症など)
⇨事前対策だけでは不十分　➡素早く対処できるよう[⑭　　　　　]を身につける

▶**熱中症**　：運動中の大量の汗，過度の脱水症状による[⑮　　　　　]の危険
⇨十分な[⑯　　　　　]　：のどの渇きを感じる前に，少しずつ何度かに分けて補給

キーワードチェック Keyword Check　次のキーワードの意味が正しければ○を，正しくなければ×をつけ，誤っているところに下線を入れよ。

(1)ウォーミング・アップ――主運動に合わせた準備運動で，けがの予防につながる　[　　]
(2)クーリング・ダウン――運動後におこなう強めの全身運動やストレッチング　[　　]
(3)スポーツ外傷――運動時に発生する捻挫・打撲・脱臼・骨折などの突発的なけが　[　　]
(4)スポーツ障害――運動のしすぎ，同一部位の使いすぎによる複雑骨折・関節症など　[　　]

クイズ　一生懸命努力したが結果が出ず，燃えつきたようになる症状は？　①パニック　②欲求不満　③バーンアウト

よみとき　【教科書 p. 148〜149対応】

図　日本サッカー協会(JFA)のWBGTにもとづいた試合時間の規制と対策(日本スポーツ協会資料)

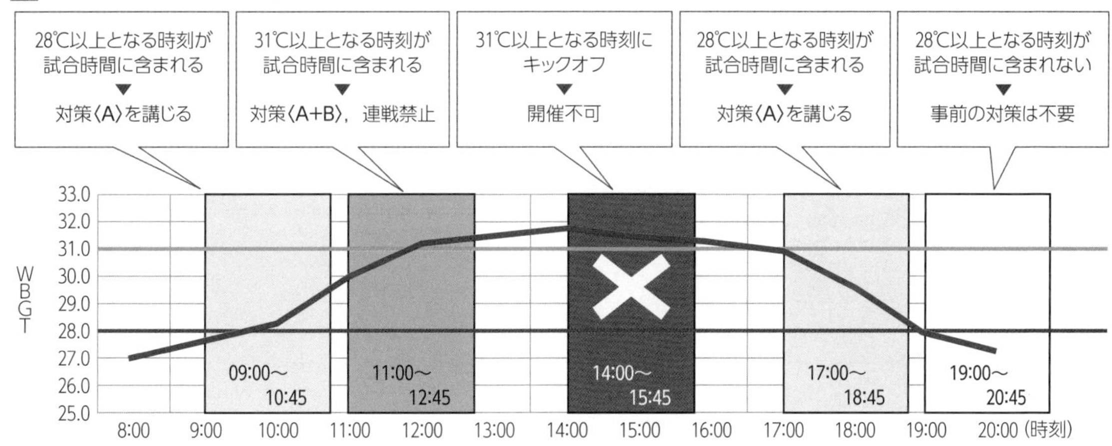

ＪＦＡは2016年から熱中症対策として，〈A〉①日射をさえぎる②スポーツドリンクが飲める環境を整える③緊急対応用の氷・スポーツドリンク・経口補水液・救急病院を用意する④クーリングブレイク(身体の冷却)または飲水タイムをおこなう。〈B〉①会場に医師・看護師・一次救命処置保持者のいずれかを常駐させる②クーラーのあるロッカールーム・医務室が設備された施設で試合をおこなう，の二つの対策を講じないと試合を開催できないことを強く勧告している。次の熱中症対策について示した下の文章の空欄に，語群から２つ適切な語句を入れて完成させよう。

語群　糖分　塩分　冷やす　温める

＊WBGT：暑さ指数
(教科書 p. 61参照)

暑い環境下での運動では，過度の脱水にならないように発汗量に見合った水分を補う必要がある。その際，(1　　　　)を含んだ水分をとることと，水分のとりすぎにも注意が必要である。また，体温の過度な上昇を抑えるために，積極的に身体を(2　　　　)ことも重要である。

Note

Note

p. 134の答え…③

Note

Note

Note

1 スポーツを「する」「みる」「支える」「知る」 ～ライフステージに応じたスポーツの楽しみ方～

【教科書 p.156～157】

学習のまとめ

1 生涯にわたるスポーツ

⇨ライフスタイルの変化，高齢化による健康・福祉への関心など

➡自己実現や生きがい感と深く結びついた[①　　　　　　　　]の役割が大

＊[②　　　　　　　　]の特徴を知り，自分に合った運動やスポーツを選択

＊楽しみながら継続し，心身の健康を[③　　　　　　　　]していくことが大切

▶**幼年期**　：心身の発達がいちじるしい時期　⇨親子でゲーム性に富んだ運動やスポーツ

▶**少年期**　：対人関係が拡大され，[④　　　　]生活を中心に性格が形成される時期

⇨家族や友だちと身体をよく動かして遊び，さまざまな運動やスポーツをおこなう

▶**青年期**　：[⑤　　　　]にめざめ，アイデンティティをもち始める時期

⇨学校の[⑥　　　　　]活動や地域のスポーツクラブに参加して自己の可能性に挑戦

⇨登山やスキー，マリンスポーツなどの[⑦　　　　　　　　]スポーツに親しむ

▶**壮年期・中年期**　：仕事・家庭・地域とのかかわりなど，きわめて活動的な時期

：[⑧　　　　　　　]も受けやすく，心身のバランスをくずしやすい時期

⇨家族で楽しむスポーツや自然と親しむスポーツ　➡心の[⑨　　　　　　　　　　　]

⇨健康の保持・増進のために，[⑩　　　　]づくりも大切

▶**高年期**　：[⑪　　　　]による心身機能の低下や社会的地位の変化，死への不安　➡性格変化

⇨体力や健康状態に合った運動・スポーツを継続　➡生きがい感の獲得や地域社会の活性化へ

2 いろいろなスポーツの楽しみ方

▶**スポーツをする**　：スポーツクラブ・教室に通う，スポーツ大会・イベントに参加するなど

・[⑫　　　　　　　　]，ジョギング　：自分のペースで，健康の保持・増進に役立つ

・ボウリング，[⑬　　　　　]　：家族や仲間と勝敗を楽しめる

・マリンスポーツ，[⑭　　　　　]　：日常生活から離れ，自然を楽しむ

・ダンス　：全身の動きで自由に表現する楽しさを味わえる

▶**スポーツをみる**　：競技場などで直接スポーツを観戦，テレビなどで間接的に視聴

⇨すばらしい技のぶつかり合い，記録などに挑戦する姿，予測できない展開に感動する

▶**スポーツを支える**　：スポーツの指導や活動サポート，施設・サービスへのかかわりなど

⇨国際大会や地域のスポーツ大会での[⑮　　　　　　　　　　　　　　]も増加

▶**スポーツを知る**　：スポーツの歴史やルール・記録・技術などをインターネットなどで知る

キーワードチェック Keyword Check　次のキーワードの意味が正しければ○を，正しくなければ×をつけ，誤っているところに下線を入れよ。

(1)生涯スポーツ――各ライフステージで自然に合った運動やスポーツを楽しむこと　[　　　]

(2)スポーツボランティア――報酬を目的としないスポーツ指導者，大会運営補助者など　[　　　]

 クイズ 日本初のだれでも参加できた市民マラソンはどれか？　①東京マラソン　②青梅マラソン　③福岡マラソン

２ 自分に合ったスポーツライフを探そう　～スポーツライフの設計～

【教科書 p.158 ～ 159】

学習のまとめ

１ 豊かなスポーツライフ

⇨[①　　　　　　　　　　　　　　　　　　　　]　：今日の社会で求められている

＝ワーク(仕事)とライフ(仕事以外の生活)の調和と，だれもが働きやすいしくみ

⇨スポーツを楽しみ継続するには

：ライフスタイルに合わせた[②　　　　　　　　　　　　　　　　]の設計が望まれる

２ 個人の条件とスポーツライフの設計

▶ライフスタイルと結びついたスポーツライフへの取り組みの方向づけ

⇨「スポーツをする，みる，支える，知る」などのスポーツライフと，

個人の[③　　　　　　　　　　　　　　　　]が結びつき，②の取り組みを方向づける

➡[④　　　　　]や性別によっても，スポーツへのかかわり方や程度が異なる

⇨障害のある人の自己実現や生きがい感に大きな役割　：[⑤　　　　　　　　　　　　　　　　　　]

➡障害の種類や程度に応じ，支援や配慮されたスポーツプログラム，スポーツ環境が必要

⇨体力の状態やスポーツ[⑥　　　　　　]によっても，スポーツへのかかわり方や程度が決まる

➡健康に不安にある人：医師の診断必要

⇨大切な条件　：無理なくスポーツをおこなえる自由時間の確保

：身近なところでの[⑦　　　　　　　　　　　　　　]

⇨高校生時の運動部活動　：目標設定，競技会にあわせて年間の[⑧　　　　　　　　　]立案

⇨運動不足やストレス解消，健康や体力の保持・増進　：日常で運動機会の工夫した取り入れ

⇨自然体験型スポーツ　：年間で適切な時期に実施　➡環境の保護・[⑨　　　　　]に努める

⇨参加者の[⑩　　　　　]の把握，事前の[⑪　　　　　　　　　　]で緊急の場合の対応

➡安全に十分留意

⇨実践記録を残す　：[⑫　　　　　　　　　　]で自分自身の力を発揮できる調整法を知る

➡定期的に達成度や問題点を把握して解決しておくことも大切

⇨インターネットなどで[⑬　　　　　　　　　　　　　　]や知識を増やす

➡充実した[⑭　　　　　　　　　　　　　　　　]の設計のために重要

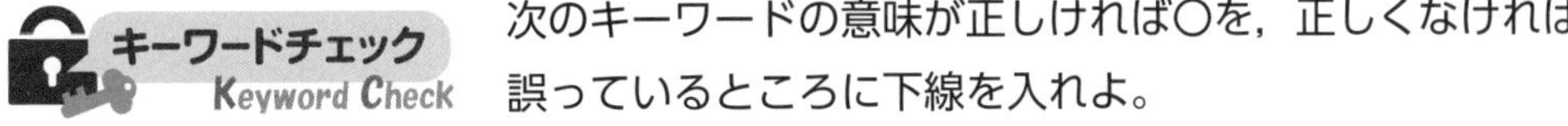

次のキーワードの意味が正しければ○を，正しくなければ×をつけ，誤っているところに下線を入れよ。

(1)スポーツライフ――自分のライフステージ・ライフスタイルに合わせた「スポーツをする，みる，支える，知る」などのスポーツへのかかわり方や楽しみ方　[　　　]

(2)障害者スポーツ――障害のある人が障害の種類や程度に応じて，各種支援や配慮されたプログラムや環境で取り組むスポーツのこと　[　　　]

(3)スポーツ環境――公共施設・器具・仲間・プログラムなどの諸条件が整っていること　[　　　]

Q? クイズ　義足の選手が初めてオリンピック代表に選ばれた競技はどれか?　①陸上　②水泳　③アーチェリー

よみとき　【教科書 p. 158〜159対応】

図 山岳遭難発生の推移（2019年，警察庁資料）

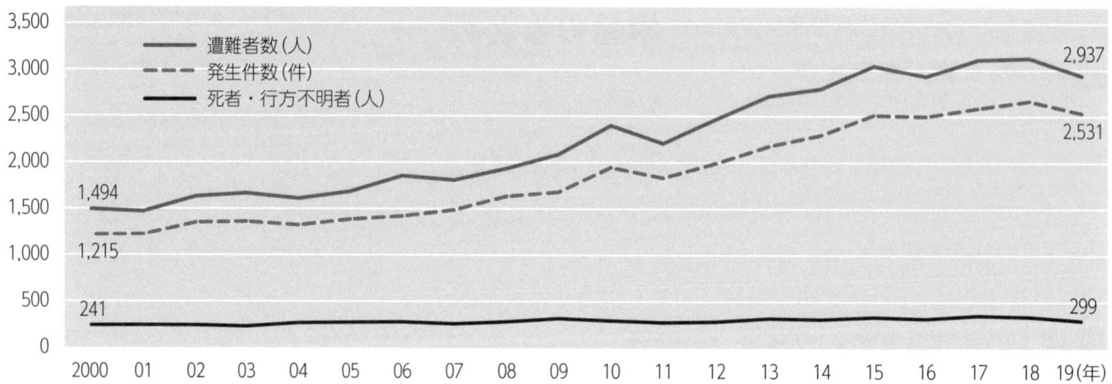

日本における山岳遭難は，20年前と比べて発生件数・遭難者数とも約2倍になっており，近年の登山ブームの影響で増加傾向にある。遭難者の目的別では，登山（ハイキング・スキー登山，沢登り，岩登りを含む）が75.7%，次いで山菜・茸（きのこ）採りが12.3%を占めており，年齢層別では60歳以上が50.7%と半数以上を占めている。また，発生件数の77.9%が遭難現場から通信手段（携帯電話・無線）を使用し，救助を要請しているが，GPS機能付きでも通話エリアが限られ，バッテリーの残量などの問題もあり，万全ではない。山岳遭難を防止するために，どのような対策をとればよいだろうか。下の文章の空欄に，語群から2つ適切な語句を入れて完成させよう。

語群　予想　計画　事前　適当

山岳遭難の多くは，天候に対し不適切な判断や不十分な装備で体力的に無理な（1　　　　）をすることに原因がある。気象条件や体力，技術，経験，体調などに見合った山を選択し，トラブルも予測して複数の下山ルートを（2　　　　）に調べ，気象条件に合った装備なども万全に整える。

Note

❸ 地域に根ざしていくスポーツ文化 ～スポーツを支援する取り組み～

【教科書 p.160 ～ 161】

学習のまとめ

1 スポーツ振興を支える施策

・［①　　　　　　　　　　　　］(1961年制定)
　：指導者育成や施設整備，国民体育大会(2023年より［②　　　　　　　　］)実施
　⇨［③　　　　　　　　　　　　］(1998年成立，通称サッカーくじ法)や，
　　［④　　　　　　　　　　　　　］の策定(2000年策定，2006年改正)
　　に合わせて①が部分的改正　⇨2011年に［⑤　　　　　　　　　　］に全面改正
　　➡④：スポーツ指導者の養成や活用の充実　＝ナショナルトレーニングセンター設立
　　➡⑤：スポーツを通じて幸福で豊かな生活を営むこと　＝すべての人間の［⑥　　　］
・［⑦　　　　　　　　　　　　］(2012年策定)
　：［⑧　　　　　　　　］社会の実現，［⑨　　　　　　　　］の向上，
　　トップスポーツと地域とのスポーツ連携・協働　➡新たな［⑩　　　　　　　　］確立
・2015年，文部科学省に［⑪　　　　　　　］設置：スポーツの振興や施策を総合的に推進

2 総合型地域スポーツクラブの社会貢献

・［⑫　　　　　　　　　　　　　　　　］の振興施策
　：生涯にわたって，だれもがスポーツに親しむことを目的として展開
　⇨［⑬　　　　　　　　　　　］などの形で展開(５つの特徴)
　　➡ＮＰＯ法人資格を取得した，行政や企業などによるスポーツ関連サービスを補う役割
　　(1)複数種目の用意　(2)地域のだれもが年齢・興味・技術レベルに応じ，いつでも参加可能
　　(3)活動拠点のスポーツ施設やクラブハウスがあり，定期的・継続的にスポーツ活動が可能
　　(4)質の高い指導者のもと，参加者に適した指導が可能　(5)地域住民が主体的に運営
・［⑭　　　　　　　　　　　　　　］　＝各都道府県に設置
　：総合型地域スポーツクラブに対する支援，未整備地域でのクラブ設立のサポート
・企業　：各種スポーツ大会支援，［⑮　　　　　　　　　］の積極的雇用とスポーツ教室開催
・スポーツボランティアとして，スポーツ大会やイベントに参加する人も増加

キーワードチェック Keyword Check　次のキーワードの意味が正しければ○を，正しくなければ×をつけ，誤っているところに下線を入れよ。

(1)スポーツ振興法――1961年制定，アスリート育成や施設設備，国民体育大会など実施［　　］
(2)スポーツ基本法――2011年にスポーツ振興法を全面改正した。スポーツを通じて幸福で豊かな生活を営むことはすべての人間の義務とされた［　　］
(3)スポーツ庁――スポーツ振興や施策の総合的な推進のため，2015年文部科学省に設置［　　］
(4)総合型地域スポーツクラブ――生涯にわたって地域のだれもがスポーツに親しみ，質の高い指導も受けることができ，地域住民によって主体的に運営されている［　　］

クイズ　生涯スポーツを所管する省庁はどれか？　①文部科学省　②厚生労働省　③総務省

年　月　日　検印

4 スポーツを未来へ継承するために　～スポーツの可能性～

【教科書 p.162～163】

学習のまとめ

1 スポーツの課題

⇨人々の価値観や生活が多様化する今日　：[①　　　　　　　　　　]だけでなく，
だれもが楽しめるスポーツの人気が高まる

➡[②　　　　　　　　　　]が増加

：[③　　　　　　　　　　]の進歩と新素材の開発

➡スポーツがより安全に楽しめ，[④　　　　　　　　　　]も拡大

＊新たな問題発生

⇨自然体験型スポーツ人口の増加や，
広範囲な[⑤　　　　]をともなう[⑥　　　　]化した国際的なスポーツ大会の開催

：自然や[⑦　　　　　　]を破壊してしまう危険性

➡「[⑧　　　　　　　　　　]大会」を合言葉にした実施計画

⇨スポーツの[⑨　　　　　　　　]が進む

：スポーツの高潔性＝[⑩　　　　　　　　　　　　　　]や価値をおとしめる行為の生じる危険性（ドーピングや八百長，違法賭博など）

⇨若い世代から[⑪　　　　　　　　　　]をめざす風潮

：身体が十分発達していないのに過度な運動で身体や健康に悪影響（野球ひじなど）

⇨勝利優先　：体罰や，指導者と競技者間・競技者どうしでの人間関係の悪化

2 豊かなスポーツライフを設計するために

⇨１回限りのかけがえのない人生　➡自己実現を果たす

：生涯で自ら学び，考え，行動する力：「[⑫　　　　　　　　　　　　　　]の力」

⑫＝自分の職業人生を具体的に構想・設計すること　⬅身につける

➡スポーツには，⑫力を高めるためのさまざまな要素が含まれている

⇨豊かなスポーツライフのために

：生涯をとおしてスポーツを[⑬　　　　]していく

➡スポーツを「する」だけでなく，「みる」「支える」「知る」という面からかかわる

➡高校卒業後も［⑭　　　　　　　　　　　　]を自らが設計していく

キーワードチェック Keyword Check　次のキーワードの意味が正しければ○を，正しくなければ×をつけ，誤っているところに下線を入れよ。

(1)「環境にやさしい大会」――持続可能な社会をめざし，健康や生態系を破壊しないよう配慮したスポーツ大会　[　　]

(2)スポーツ・インテグリティ――スポーツにおける誠実性・健全性・高潔性のこと　[　　]

(3)キャリアデザイン――自分の職業人生を具体的に構想・設計すること　[　　]

 クイズ　野球ひじと同様，スポーツ名のついたひじ痛はどれか？　①卓球ひじ　②水泳ひじ　③テニスひじ

よみとき　【教科書 p. 160〜161対応】

図 総合型地域スポーツクラブ育成状況の推移（2019年，スポーツ庁）

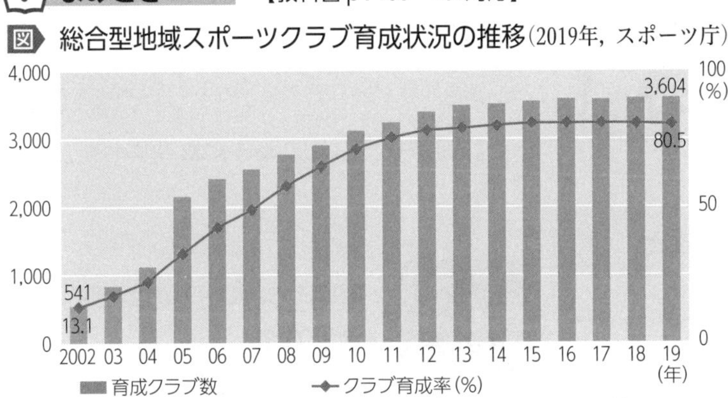

図 総合型地域スポーツクラブ設立の効果（2019年，スポーツ庁）

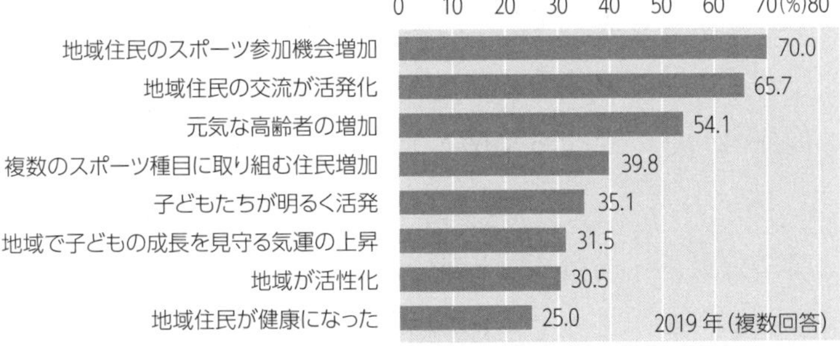

上図からは，総合型地域スポーツクラブ数が約20年間で約７倍に増え，８割以上の市区町村にスポーツクラブが設置されていることがわかる。下図では，総合型地域スポーツクラブを設置した効果として，地域住民のスポーツへの参加機会が増え，地域住民間の交流もさかんになっていることが挙げられている。総合型地域スポーツクラブの役割について述べた下の文章の空欄に，語群から２つ適切な語句を入れて完成させよう。

語群　市区町村　都道府県　地域住民　国民

スポーツ振興基本計画の一施策として，全国の（1　　　　　　）に１つ以上は総合型地域スポーツクラブを育成する目標が掲げられ，急速に普及していった。課題もあり，定着したとはまだいえないが，（2　　　　　　）のスポーツへの参加をうながし，交流も深まっている。

Note

学習内容のまとめ ー体育編ー

教科書【p.166～168】 第5～7章

第5章 スポーツの文化的特性と現代スポーツの発展

スポーツの起源ははっきりしていませんが，世界各地で日常の(1 　　　)や生活などから生まれたと考えられています。紀元前8世紀ごろには，祭典スポーツ大会がギリシャのオリンピアで始まりました。これを(2 　　　)といい，4年ごとの開催で，その後千年間ほど続きました。

現在，競技スポーツは，私たちに夢や感動を与え，国際大会を通じた選手と選手，選手と地域の人々との交流は，自分たちとは異なる文化や社会を相互に理解する手助けとなり，(3 　　　)にも貢献しています。

一方で，世界規模でのスポーツ大会がさかんになるにつれ，また大会規模が大きくなるほど，選手のプレッシャーや不安はより大きくなります。こうした要因もあって，不正な薬物などを使用する((4 　　　))選手があとをたたず，大きな問題となっています。

現在，スポーツの価値を高めるために日本スポーツ振興センターが，八百長・違法賭博，ガバナンス欠如，暴力，ドーピングなどのさまざまな脅威から，スポーツにおける誠実性・健全性・高潔性((5 　　　))を守る取り組みを実施しています。

巨大化したスポーツ大会は，自然破壊へ直接つながる危険性があり，大きな国際スポーツ大会では(6 　　　)な社会を実現していくために，「(7 　　　)にやさしい大会」をめざした計画が立てられるようになりました。

第6章 運動やスポーツの効果的な学習方法

(8 　　　)とは，それぞれのスポーツ場面で，要求される課題をおこなうための合理的で効率的な実施方法です。一方，この運動技術を各自の技量や学習水準に合わせて，練習によって個人の身につけた能力が(9 　　　)です。また，運動技術は大きく二つに分けることができます。比較的安定した状況のなかで，対戦相手の動作などに影響されずに発揮するものを(10 　　　)といい，変化する状況に対応して発揮するものを(11 　　　)といいます。

スポーツの練習効果は，練習曲線としてえがくことができます。運動技能が未熟な時期は急速に上達しますが，途中で一時的に停滞する時期のことを(12 　　　)，低下する時期のことを(13 　　　)といいます。

自分の運動技能を目標どおりに高めるためには，ときには指導者の力を借りながら，(14 　　　)を正しく設定して解決するのも良い方法です。

体力は，環境に対して積極的に行動する能力である(15 　　　)と，環境に対して健康を維持する能力である(16 　　　)からなり，それぞれ多くの要素からなります。運動技能と体力は相互に関連しており，高いレベルの（[17]　　　　）を得るためには，技術の習得とともに体力を向上させる努力と工夫が必要です。

健康・体力づくりのために運動をおこなうときは，自分の健康状態や体力水準を把握したうえで，能力や欲求に応じて（[18]　　　　）を作成し，実践することが必要です。

運動やスポーツ中にさまざまな条件が重なると，けがが発生することがあります。捻挫・打撲などの運動時に発生する突発的なけがのことを（[19]　　　　）といいます。また，疲労骨折・腰痛症などの運動のしすぎ，同一部位の使い過ぎの結果，疲労と回復のバランスがくずれて発生するけがのことを（[20]　　　　）といいます。

第7章 豊かなスポーツライフの設計

ライフスタイルの変化や，高齢化による健康・福祉への関心などによって，自己実現や生きがい感と深く結びついた，（[21]　　　　）の役割が大きくなっています。

生涯にわたってスポーツを継続していくには，スポーツを「する」だけではなく，「みる」「（[22]　　　　）」「知る」ことなどをとおして，多様にかかわることで可能となります。

今日の社会では，仕事と仕事以外の生活を調和させ，だれもが働きやすいしくみをつくる，（[23]　　　　）が求められています。将来，スポーツを楽しみ継続していくには，ライフステージの特徴をよく理解し，ライフスタイルに合わせた，（[24]　　　　）の設計が望まれています。

日本では，スポーツ振興を支える施策としてさまざまな法律が定められています。中心となっているのは，スポーツを通じて幸福で豊かな生活を営むことは，人間の権利であることを理念とする（[25]　　　　）です。

スポーツ人口の増加やスポーツ空間の拡大は，新たな問題を生んでいます。広範囲な開発をともなう巨大化した国際的なスポーツ大会の開催は，自然や（[26]　　　　）を破壊してしまう危険性があります。一方，スポーツの（[27]　　　　）が進むと，ドーピングや八百長，違法賭博といった，スポーツの高潔性や価値をおとしめる行為の生じる危険性が高まっています。また，勝利を優先するあまり，体罰や，指導者と競技者の間，競技者間で，（[28]　　　　）を悪化させるような問題なども生じています。

スポーツには，自立・自律性，コミュニケーション力，問題発見・解決能力，仲間との協働など，（[29]　　　　）力を高めるためのさまざまな要素が含まれています。

豊かなスポーツライフのため，生涯をとおしてスポーツを継続していくには，スポーツに多方面からかかわることが大切です。高校卒業後も生涯にわたって，スポーツへのさまざまなかかわり方をつねに考え，（[30]　　　　）を自らが設計していくことが重要です。

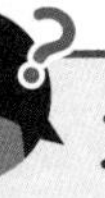

スポーツファーマシストとは

「ファーマシスト」は英語で薬剤師を意味します。「スポーツファーマシスト」とは，最新のアンチ・ドーピング規程に関する情報や知識をもった，アスリートを含めたスポーツ愛好家に対して，薬の正しい使い方のなどの指導をおこなう，薬剤師の資格をもつ専門家です。2009年に日本アンチ・ドーピング機構（JADA）によって「公認スポーツファーマシスト認定制度」が発足し，2020年４月現在，日本全国で10，211名の認定者がいます。

スポーツの国際大会などではドーピング違反者が増える一方，日本においては故意にドーピングをする人は少ないのですが，医薬品やサプリメントの中に含まれているドーピング禁止薬物を知らずに服用してしまう「うっかりドーピング」が起こりやすい環境にあるといえます。その背景として，2014年から一般医薬品がネットで販売できるようになり，一部の薬を除いてほとんどの市販薬を処方箋なしに購入できるようになったこと，またインターネットの普及によって，海外からも個人的に薬やサプリメントを購入できるようになったことなどが挙げられます。こうした状況での誤った服用を防ぐためにも，スポーツファーマシストの重要性が高まっています。

スポーツファーマシストの主な仕事内容は，スポーツチームと契約して，風邪薬などの医薬品や痛み止め，サプリメントの服用に関して，選手や指導者からの相談に乗ったり，アドバイスをしたり，そのほかにスポーツドクターが働く整形外科の処方箋を多く扱う薬局で働いたりしています。また，ドーピング防止活動として，ドーピングコントロールと呼ばれるドーピングの抑止検査や，学校などでドーピング防止や正しい医薬品の使い方などを啓蒙する活動などもおこなっています。

スポーツファーマシストの資格試験を受けるためには，薬剤師の資格を有していることが必要です。年齢は問われませんが，JADA の用意するカリキュラムを修了し，知識到達度確認試験に合格する必要があります。それには，JADA のホームページへ４～５月ごろに受講の申し込みをして，６～７月ごろに基礎講習会と実務講習を東京か大阪のどちらかで参加し，12～１月ごろにｅラーニングでの実務講習を修了した後に，知識到達度確認試験を受けることが必要で，合格後の４月に認定されます。毎年１回しか受講申し込み期間がないので，それをのがすと，もう１年待つ必要があります。なお，スポーツファーマシストの認定証の有効期限は４年間で，資格維持のために毎年，ｅラーニングで実務講習を受ける必要があります。認定後の４年目にはもう一度，基礎講習と実務講習を受け，知識到達度確認試験に合格する必要もあります。

Note

Note

Note

Note